病原生物学检验实验指导

程东庆 主编

浙江工商大学出版社 ZHEJIANG GONGSHANG UNIVERSITY PRESS | 杭州

图书在版编目(CIP)数据

病原生物学检验实验指导 / 程东庆主编. —杭州：浙江工商大学出版社，2014.6(2023.6重印)
ISBN 978-7-5178-0230-3

Ⅰ.①病… Ⅱ.①程… Ⅲ.①病原微生物—医学检验 ②病原微生物—实验 Ⅳ.①R446.5 ②R37-33

中国版本图书馆CIP数据核字(2014)第010376号

病原生物学检验实验指导

BINGYUAN SHENGWUXUE JIANYAN SHIYAN ZHIDAO

程东庆 主编

责任编辑 沈敏丽
封面设计 王妤驰
责任校对 傅 恒
责任印制 包建辉
出版发行 浙江工商大学出版社
(杭州市教工路198号 邮政编码310012)
(E-mail：zjgsupress@163.com)
(网址：http://www.zjgsupress.com)
电话：0571-88904980,88831806(传真)
排 版 杭州朝曦图文设计有限公司
印 刷 杭州高腾印务有限公司
开 本 710mm×1000mm 1/16
印 张 9.75
字 数 191千
版 印 次 2014年6月第1版 2023年6月第3次印刷
书 号 ISBN 978-7-5178-0230-3
定 价 38.00元

浙江工商大学出版社营销部邮购电话 0571-88904970

编写委员会

主　编　程东庆（浙江中医药大学）

主　审　陈　瑜（浙江大学医学院附属第一医院）

副主编　王贤军（杭州市第一人民医院）

　　　　曹俊敏（浙江省中医院）

　　　　陈宜涛（浙江中医药大学）

编　委　杨雪静（浙江省中医院）

　　　　周青雪（杭州市第一人民医院）

　　　　潘佩蕾（浙江中医药大学）

　　　　周芳美（浙江中医药大学）

　　　　李小余（湖州师范学院）

　　　　甘　力（浙江中医药大学）

前　　言

2002年我校开始招收医学检验专业学生至今，不知不觉中我们已承担了十多轮的“临床微生物学与检验”课程的教学，全体编委在总结以往教学和临床经验的基础上，编写了这本实验教材，并根据教学计划中课程名称的调整，将本教材定名为《病原生物学检验实验指导》。

全书分为基本技能训练、综合性实验、临床模拟标本的设计性实验三部分，基本技能训练部分强调对学生的基础理论、基本知识和基本操作的训练，并整理了一个技能过关考核项目表供学生自查。综合性实验部分系统介绍了常见细菌的培养和鉴定、常见真菌检测技术、病毒检测技术以及寄生虫的检测技术。设计性实验部分，则制备了有特定目标菌的临床模拟标本，要求学生自行设计检验方案并开展相关实验，最后给出检测报告，以缩短学校实验室教学与临床工作的距离。

为适合实验教学工作的实际开展，本教材改变了以往教材中的章节框架结构，而是根据理论教材中的章节，选择合适的实验内容，结合教学课时，按实验序号进行编排，以方便排课。

本教材在朱君华院长的鼓励和关怀下组织编写，并得到了各参编单位的大力支持和关心，在此一并表示衷心的感谢！

虽然编者已尽心尽力，但限于我们的学术水平和编写能力，本教材肯定存在欠缺和错漏，恳请广大读者指正。

程东庆

2014年6月

目 录

第三部分　设计性实验

微生物免疫实验室安全卫生制度

1.本实验室从事与病原微生物菌(毒)种及样本有关的研究、检测等活动,涉及生物安全一级、二级防护,实验人员须经过生物安全知识培训后方可进行实验。

2.实验人员必须遵守国家统一颁发的《微生物和生物医学实验室生物安全通用准则》和《病原微生物实验室生物安全管理条例》。

3.进实验室必须穿白大衣,离开时脱下反折保存,以防微生物尤其是病原微生物的四处传播。

4.全部操作应严格按操作规程进行,遇到菌液溢出、皮肤破损或菌液接触身体等意外情况发生时,应立即报告指导教师,切勿隐瞒。

5.实验需进行培养的材料,应做好标记(包括姓名、菌种名称、时间等),放于指定的地点进行培养。实验室中的菌种和物品等,未经许可,不得带出实验室。

6.对易燃、易爆、剧毒等危险品严格管理。实验过程中,切勿使乙醇、乙醚、丙酮等易燃物品接近火焰。如遇火险,应先关掉火源,再用湿布或沙土掩盖灭火。必要时用灭火器。

7.各类仪器设备、电器的使用应严格遵守操作规程。

8.实验结束应确保实验室所有仪器、水电设施安全关闭,带菌之工具浸泡入消毒缸中,其他实验废弃物、垃圾整理到位,最后将手洗净,方能离开。

微生物免疫实验室意外的紧急处理办法

1. 皮肤破损：先除去异物，用蒸馏水或生理盐水洗净后，涂 2%红汞或 2%碘酒。

2. 烧伤：局部涂凡士林、5%鞣酸或 2%苦味酸，有条件的直接涂烫伤膏。

3. 化学药品腐蚀伤：若为强酸，先用大量清水冲洗，再以 5%碳酸氢钠溶液中和；强碱腐蚀伤时先以大量清水冲洗后，再用 5%醋酸或 5%硼酸溶液中和。若受伤处是眼部，经过上述步骤处理后，再滴入橄榄油或液体石蜡 1～2 滴。

4. 菌液误入口中：应立即吐入消毒容器内，并用 1∶1000 的高锰酸钾溶液或 3%双氧水漱口；并根据菌种不同，服用抗菌药物预防感染。

5. 菌液流洒桌面：将适量 2%～3%来苏尔或 0.1%新洁尔灭倒于污染面，浸泡半小时后抹去。若手上有活菌，亦应浸泡于上述消毒液 3 min 后，再用肥皂和水清洗。

6. 火警：如发生火警险情时须沉着处理，切勿慌张，应立即关闭电闸，关掉火源。如酒精、乙醚、汽油等有机溶液起火，切忌用水扑救，可用沙土等扑灭火苗。

第一部分 基本技能训练

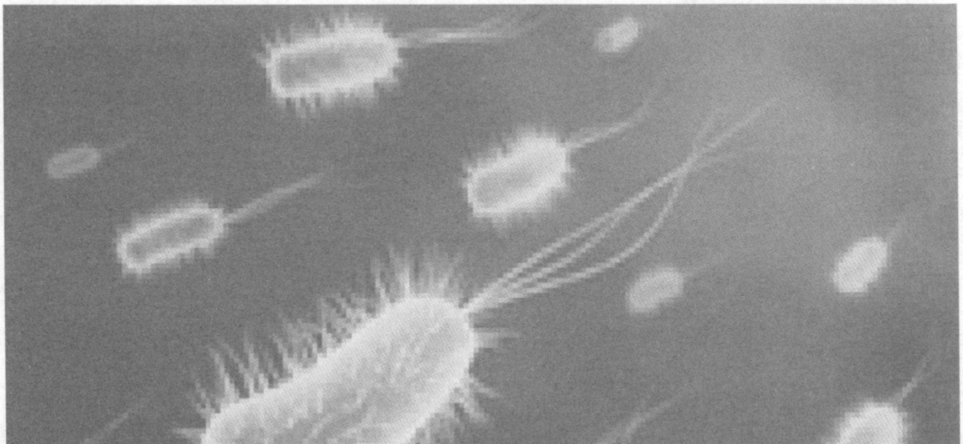

实验一

培养基的配制

一、目的要求

1. 掌握配制培养基的一般方法和步骤。

2. 了解常用的培养基及其作用。

二、实验原理

培养基是人工配制的适合微生物生长繁殖或积累代谢产物的营养基质，用以培养、分离、鉴定、保存各种微生物或积累代谢产物。在自然界中，微生物种类繁多、营养类型多样，加之实验和研究的目的不同，所以培养基的种类很多。不同种类的培养基中，一般应含有水分、碳源、氮源、无机盐、生长因素等。不同微生物对pH要求不一样，霉菌和酵母的培养基的pH一般是偏酸性的，而细菌和放线菌的培养基的pH一般为中性或微碱性的(嗜碱细菌和嗜酸细菌例外)。所以配制培养基时，都要根据不同微生物的要求将培养基的pH调到合适的范围。

此外，由于配制培养基的各类营养物质和容器等含有各种微生物，配制好的培养基必须立即灭菌，以防止其中的微生物生长繁殖而消耗养分和改变培养的酸碱度所带来不利的影响。

根据微生物的种类和实验目的不同，培养基分为天然培养基、合成培养基、半合成培养基；按培养基的物理状态分为固体培养基(含1.5～2.0%琼脂，可供微生物的分离、鉴定、活菌计数、菌种保藏等用)、半固体培养基(含0.5～0.7%琼脂，常用来观察细菌运动的特征、菌种保存等)、液体培养基；按用途分为基础培养基(如肉汤培养基)、加富培养基(如血平板和巧克力平板)、鉴别培养基(如EMB培养基)、选择培养基(如SS培养基)等。

目前已有各种商品化的“干燥培养基”成品出售。这种培养基是将新鲜配制的液体培养基用喷雾干燥法、真空干燥法、低温干燥法或蒸发干燥法等将培养基内所含的水分去掉；或将培养基内的各种固形成分经适当处理、充分混匀，制成干燥粉末而成。使用时只要按比例加入一定量的水，经溶解、分装，高压蒸汽灭菌，即可使用。这种培养基的优点是配制省时，携带方便，使用简易，质量稳定。

培养基制备的基本过程包括调配成分、溶解、校正 pH、是容过滤澄清、分装、灭菌、质量检查和保存。

(1)调配成分:按培养基处方用量准确称取各种成分。

(2)溶解:加适量蒸馏水使其充分溶解,必要时可稍稍加热,定容。

(3)校正 pH:一般将培养基的 pH 调至 7.2～7.6 之间。经高压灭菌后其 pH 可发生 0.1～0.2 的变动。若用 NaOH 校正,高压灭菌后 pH 下降 0.1～0.2;若用 Na_2CO_3 校正,高压灭菌后 pH 升高 0.1～0.2。

(4)过滤澄清:自配的培养基通常有一些混浊或沉淀,需过滤澄清后方可使用。液体或半固体培养基常用滤纸过滤,固体培养基在熔化后趁热用绒布或双层纱布加脱脂棉过滤。

(5)分装:①基础培养基,一般分装于容量为 500 mL 锥形瓶灭菌后备用,以便随时倾注制平板或配制营养培养基等;②琼脂斜面:通常在融化后分装于试管,量为试管高度的 1/4～1/3,加塞后灭菌,趁热摆成斜面;③半固体培养基:分装量为试管容量的 1/4～1/3,加塞灭菌后趁热直立凝固;④琼脂高层培养基;分装量为管长的 2/3(接种厌氧菌用),灭菌后趁热直立凝固;⑤琼脂平板:先将灭菌琼脂融化后冷却至 50℃左右,以无菌操作倾注于灭菌平皿内(内径 90 mm 的平皿,13～15 mL),轻轻摇匀,待琼脂凝固后将平皿翻转,置 4℃保存备用。

(6)灭菌:①由耐热物质配制成的培养基(如普通营养琼脂等)常用高压蒸汽灭菌,条件为 0.1 MPa(1.05 kg/cm^2),121.3℃,15～20 min;含糖培养基以 0.06 MPa (0.59 kg/cm^2),112.6℃,10～15 min 为宜,以免破坏糖类物质;②不耐高热的物质配制成的培养基,如糖类、明胶和牛乳等常用流通蒸汽灭菌,方法是加温到 80～100℃,30 min,每天 1 次,连续 3 天;③富含蛋白质的培养基(如含血清或鸡蛋清的培养基)需用血清凝固器灭菌,方法是将配制好的培养基摆放在血清凝固器内(一般做成斜面)灭菌,第 1 天 75℃,30 min,第 2 天 80℃,30 min,第 3 天 85℃,30 min,在 3 次灭菌的间隙将培养基取出,置 35℃孵箱中过夜;④对高营养液态的不耐热培养基,如血清、细胞培养液等,则可用过滤除菌。

(7)质量检查:须做无菌试验和效果试验。①无菌试验;将灭菌后的培养基置 35℃孵育 24 h,无任何细菌生长为合格;②效果试验:将已知的标准参考菌株接种于待检培养基中,检查细菌的生长繁殖状况和生化反应是否与预期的结果相符合。

(8)保存:制备好的培养基应注明名称、制作日期,如琼脂平板应将底在上盖在下(带培养基的平皿),用牛皮纸包裹或装于保鲜袋内,以减少水分蒸发。液体培养基应直立放置,制作好的培养基应存放于冷暗处或 4℃冰箱。

下面介绍几种常用培养基:

(1)牛肉膏蛋白胨培养基(肉汤培养基)。牛肉膏蛋白胨培养基是一种应用最广泛和最普通的细菌基础培养基。由于这种培养基中含有一般细菌生长繁殖所需要的最基本的营养物质，所以可供微生物生长繁殖之用。基础培养基含有牛肉膏、蛋白胨和氯化钠。其中牛肉膏为微生物提供碳源、能源、磷酸盐和维生素，蛋白胨主要提供氮源和维生素，而氯化钠提供无机盐。由于这种培养基多用于培养细菌，因此要用稀酸或稀碱将其 pH 调至中性或微碱性，以利于细菌的生长繁殖。

牛肉膏蛋白胨培养基的配方如下：

牛肉膏	3.0 g
蛋白胨	10.0 g
氯化钠	5.0 g
水	1000 mL
pH	7.4～7.6

根据需要加入 1.5%～2.5%(一般为 1.8%)的琼脂成营养琼脂，加入 0.2%～0.7%(一般为 0.5%)琼脂，则成半固体培养基。

(2)血液琼脂培养基(巧克力琼脂)。血液琼脂培养基是一种含有脱纤维动物血(一般用兔血或羊血)的牛肉膏蛋白胨培养基。因此除培养细菌所需要的各种营养外，还能提供辅酶、血红素等特殊生长因子。因此血液琼脂培养基常用于培养、分离和保存对营养要求苛刻的某些病原微生物。此外，这种培养基还可用来测定细菌的溶血作用。

血液琼脂培养基的配方如下：

牛肉膏	3.0 g
蛋白胨	10.0 g
氯化钠	5.0 g
琼脂	15.0～20.0 g
水	1000 mL
pH	7.4～7.6
无菌脱纤维兔血(或羊血)	100 mL

按牛肉膏蛋白胨琼脂培养基(营养琼脂)方法制备、分装、灭菌后，待培养基冷却至 45～50℃时，以无菌操作加入无菌脱纤维血至 10%(临用前 37℃水浴预温 30 min)，立即摇匀(避免产生气泡)，分装于无菌试管和平皿内，凝固后即成血液琼脂斜面或血液琼脂平板。

若基础培养基温度在 70～80℃时加入血液，并在 80℃水浴中摇匀 15～20 min，倾注于平板后即成巧克力琼脂平板。如图 1-1 所示。

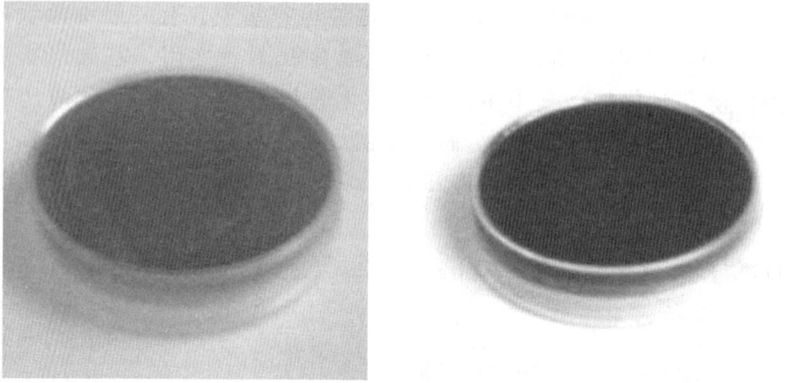

图 1-1 血平板和巧克力平板

三、实验内容及方法

(一)肉汤培养基(营养琼脂)的制备

1. 材料。

牛肉膏、蛋白胨、氯化钠、蒸馏水、量筒、电子秤、试管、试管帽、锥形瓶等。

2. 方法。

(1)称量:(4 人一组)。

根据培养基配方(牛肉膏 3%、蛋白胨 10%、氯化钠 5%),按 500 mL 的用量准确称取各试剂,加入适量蒸馏水充分溶解,定容,调 pH 到 7.2～7.6。

(2)分装:(4 人分为 A 组和 B 组)。

A 组:配半固体培养基。取 30 mL 稀释后培养液加 0.5%琼脂,加热溶解,分装小试管 10 支,每支 3 mL;

液体培养基。取 20 mL 稀释后培养液分装小试管 6 支,每支 3 mL。

B 组:配斜面培养基。取 30 mL 稀释后培养液加 1.8%琼脂,加热溶解,分装中试管 5 支,每支 6 mL;

配液体培养基。取 20 mL 稀释后培养液分装小试管 6 支,每支 3 mL。

剩余 400 mL 培养液置 500 mL 锥形瓶中,加 1.8%琼脂。

(3)包扎、标记。标记内容:培养基种类、班级、姓名、日期。

(4)湿热高压灭菌。121℃,20 min 进行灭菌。

(5)摆斜面。实验台上放一木条,厚度为 1 cm 左右。将试管头部枕在木条上,使管内培养基自然倾斜,凝固后即成斜面培养基。

(6)倒平板。将刚刚灭过菌的盛有培养基的锥形瓶和培养皿放在实验台上,点燃酒精灯,右手托起锥形瓶瓶底,左手拔下塞子,将瓶口在酒精灯上稍加灼烧,左手打开培养皿盖，右手迅速将培养基倒入培养皿中，每皿约倒入 15 mL（以铺满皿底为度），平放在台子上，待培养基凝固后，进行无菌检测。

（7）无菌检测。将灭菌完成后的培养基置 37℃，孵育 24 h，若无菌生长则菌检合格，可以使用。

3. 结果记录及分析。

记录所配培养基情况，并分析原因。

四、思考与讨论

1. 培养基调配溶解。先在锥形瓶底加入少量水，再加入蛋白胨等成分，以防其粘瓶底烧结。制备大量培养基，除玻璃容器外，还可用搪瓷缸，但不可用铁、铜容器，以免铁、铜离子进入培养基；因培养基中含铁量超过 0.14 mg/L 时可抑制细菌毒素的产生，含铜量超过 0.3 mg/L 时可抑制细菌生长。需在培养基中加染料、胆盐、指示剂等，应在校正 pH 后加入。

2. 培养基的澄清。如需要制备十分澄清的培养基，可用卵蛋白加热澄清法。其方法为：取一个蛋的卵蛋白加水 20 mL，搅拌至出现泡沫，倒入 1000 mL 液体或熔化的固体培养基中混匀，然后在流动蒸汽中加热 30～60 min，使培养基中不溶性物质附着于凝固蛋白，取出后以纱布夹脱脂棉（固体培养基）或滤纸（液体或半固体培养基）过滤即可。

3. 斜面摆放。斜面摆放若培养基温度过高，凝固过程中遇外界温差过大形成大量冷凝水留在斜面底部，影响细菌生长，而且容易污染。必要时刻在斜放的试管上覆盖纱布保温，减少温差，自然冷却。

一般制作斜面培养基时，每支 Φ15×150 mm 的试管，装 3～4 mL（1/4～1/3 试管高度），摆放后斜面的长度不超过试管长度的 1/2 为宜。

4. 平板的倾注。倾注培养基时，切勿将皿盖全部开启，以免空气中尘埃及细菌等微生物落入。倾注时若培养基温度过高，则冷凝水过多，易致污染，不易分离到菌落；若温度过低，部分琼脂凝固，倾注时平板表面会高低不平。可在无菌室或接种罩内倾注培养基后，将皿盖稍开一缝隙，在紫外灯照射下待凝，这样利于蒸汽散发，减少平板内冷凝水。

倾注血液琼脂时，由于加血时琼脂表面容易产生气泡，倾注时适时转动锥形瓶，使气泡附于瓶壁，以减少血平板表面的气泡。

实验二

消毒灭菌

一、目的要求

1. 掌握消毒、灭菌、防腐、无菌的概念。
2. 掌握高压灭菌的原理以及使用方法。
3. 熟悉其他消毒、灭菌的方法以及原理。
4. 了解影响灭菌效果的因素。

二、实验原理

在微生物学工作中，培养基和器皿的彻底灭菌是防止杂菌污染、确保工作顺利进行的基本技术之一，也是保证科研和正常生产的关键性措施。灭菌是指采用物理或化学的方法，使物体的表面和内部的所有微生物全部被杀死，所以，经过灭菌的物体是无菌的。消毒(Disinfection)与灭菌(Sterilization)两者的意义有所不同。消毒一般是指消灭物体表面和内部有危害的病原菌或有害微生物的营养体，是一种常用的卫生措施。灭菌则是指杀灭一切微生物的营养体、芽胞和孢子。灭菌的彻底与否一般以是否杀死细菌的芽胞为标准。

消毒与灭菌的方法很多，一般可分为高温、过滤、辐射和使用化学药品等方法。

高温之所以能灭菌，最主要的原因是因为高温能使原生质中的蛋白质变性或凝固。同时高温也能破坏酶的活性，使微生物死亡。高温灭菌根据加热方式的不同，又可分为干热灭菌和湿热灭菌两种。在实践中可根据物品的性质和具体条件选择应用。

1. 干热灭菌。干热灭菌有火焰烧灼灭菌和热空气灭菌两种。火焰烧灼灭菌直接利用火焰把微生物烧灼而死。此法灭菌彻底可靠，简便迅速，但是适用范围有限，只适用于接种环、接种针和金属用具如镊子等，无菌操作时的试管口和瓶口也在火焰上作短暂烧灼灭菌。涂布平板用的玻璃棒也可在蘸有乙醇后进行灼烧灭菌。对于一些污染物品、带菌物品或实验动物的尸体等也可用焚烧来灭菌。

通常所说的热空气灭菌是在电烤箱内利用高温干燥空气(160～170℃)进行灭菌，此法适用于玻璃器皿如吸管和培养皿等的灭菌。一般灭菌时间 1～2 h。但热空气灭菌温度不能超过 180℃，否则，包器皿的纸或棉塞就会烧焦，甚至引起燃烧。培养基、橡胶制品、塑料制品不能用干热空气灭菌。

2. 湿热灭菌。湿热灭菌是用煮沸或饱和水蒸汽等湿热环境进行灭菌或消毒的方法。与干热灭菌相比，所用的温度较低、灭菌时间较短。如同一温度下，湿热灭菌的杀菌效力比干热灭菌大。其原因有三：一是菌体蛋白质的凝固温度随其含水量的大小而有所不同，菌体蛋白质的含水量越高其凝固温度越低，湿热中细菌菌体吸收水分，蛋白质较易凝固如表 1-1 所示；二是湿热的穿透力比干热强如表 1-2 所示；三是湿热的蒸汽冷凝时能放出大量潜热，这种潜热，能迅速提高被灭菌物体的温度，从而增加灭菌效力。

表 1-1　菌体蛋白质的凝固温度与其含水量的关系

蛋白质含水量(%)	30 min 内凝固所需温度(℃)
50	56
25	74～80
18	<80～90
6	145
0	160～170

此外由于水蒸气比空气导热快，蒸汽的穿透力比热空气强，湿热灭菌与干热灭菌相比不仅所需温度低且时间也短。所以一般湿热灭菌的效果比干热灭菌好。

表 1-2　干热灭菌与湿热灭菌穿透力及灭菌效果比较

灭菌方式	温度(℃)	时间(h)	透过布层的温度(℃)			灭菌效果
			20 层	40 层	100 层	
干热	130～140	4	86	72	70 以下	不完全
湿热	105.3	3	101	101	101	完全

常用的湿热灭菌法有高压蒸汽灭菌法、煮沸消毒法、间歇灭菌法、巴氏消毒法等。

高压蒸汽灭菌法是最常用的一种灭菌方法，是利用水的沸点随水蒸气压力的增加而上升，从而达到高温灭菌的目的。适用于培养基、工作服、橡皮物品等的灭菌，也可用于玻璃器皿的灭菌。

高压蒸汽灭菌的装置为高压灭菌锅，通过加热，使灭菌锅隔套间的水沸腾而产生蒸汽。待水蒸气急剧地将锅内的冷空气从排气阀中驱尽，然后关闭排气阀，继续加热，此时由于蒸汽不能溢出，而增加了灭菌器内的压力，从而使沸点增高，得到高于 100℃的温度导致菌体蛋白质凝固变性而达到灭菌的目的。

在使用高压蒸汽灭菌锅灭菌时,灭菌锅内冷空气的排除是否完全极为重要,因为空气的膨胀压大于水蒸气的膨胀压,所以,当水蒸气中含有空气时,在同一压力下,含空气蒸汽的温度低于饱和蒸汽的温度。

表 1-3 蒸汽压力与蒸汽温度的关系

蒸汽压力		空气全部排出时的温度(℃)	2/3 排出时的温度(℃)	1/2 排出时的温度(℃)	1/3 排出时的温度(℃)	全未排出时的温度(℃)
MPa	kg/cm^2					
0.03	0.35	108.8	100	94	90	72
0.07	0.70	115.6	109	105	100	90
0.10	1.05	121.3	115	112	109	100
0.14	1.40	126.2	121	118	115	109
0.17	1.75	130.0	126	124	121	115
0.21	2.10	134.6	130	128	126	121

一般培养基用 0.1 MPa(1.05 kg/cm^2),121.3℃,15～30 min可达到彻底灭菌的目的。灭菌的温度及维持的时间随灭菌物品的性质和容量等具体情况而有所改变。例如含糖培养基用 0.06 MPa(0.59 kg/cm^2)112.6℃灭菌 15 min,但为了保证效果,可将其他成分先行 121.3℃ 灭菌 20 min,然后以无菌操作加入灭菌的糖溶液。

3. 过滤除菌。许多材料例如血清、抗生素及糖溶液等用加热消毒灭菌方法,均会被热破坏,因此可应采用过滤除菌的方法。

过滤器种类很多,常用的有:用素瓷制成的姜伯朗(Camberland)滤器、硅藻土制成的伯克菲尔(Berkefeld)滤器、石棉制成的蔡氏(Seits)滤器、玻璃砂制成的砂芯滤器以及使用较多的用高分子材料制成的微孔滤膜。各种滤器根据孔径大小分为不同的型号,可按实验目的选用。

微孔滤膜过滤器是一种新型滤器(如图 1-2 所示)。其滤膜是用醋酸纤维酯和硝酸纤维酯的混合物制成的薄膜。孔径分 0.025,0.05,0.10,0.20,0.22,0.30,0.45,0.60,0.65,0.80,1.00,2.00,3.00,5.00,7.00,8.00 和 10.00 μm。过滤时,液体和小分子物质通过,细菌则被截留在滤膜上。实验室中用于除菌的微孔滤膜孔径一般为 0.22 μm,但若要将病毒除掉,则需更小孔径的微孔滤膜。微孔滤膜不仅可以用于除菌,还可用来测定液体或气体中的微生物。如水中微生物的检查。

过滤除菌法应用十分广泛,除实验室用于某些溶液、试剂的除菌外,大量无菌空气以及微生物工作使用的净化工作台,都是根据过滤除菌的原理设计的。

4. 辐射灭菌。波长在 240～300 nm 的紫外线具有杀菌作用,其中以 265～266 nm的杀菌力最强,此波长范围内的紫外线易被细胞中核酸吸收,造成细胞损

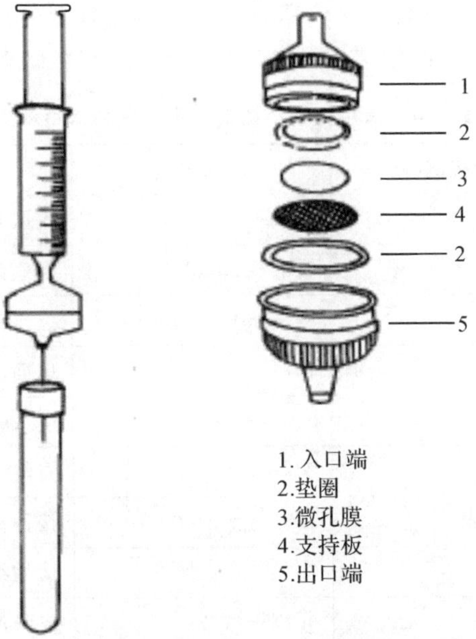

图 1-2 微孔滤膜过滤器装置示意图

伤而杀菌。在波长一定的条件下，紫外线的杀菌效率与强度和时间的乘积成正比。紫外线杀菌机理主要是因为它诱导了胸腺嘧啶二聚体的形成和 DNA 链的交联，从而抑制了 DNA 的复制。另一方面，由于辐射能使空气中的氧电离成氧自由基，再使 O_2 氧化生成臭氧(O_3)或使水(H_2O)氧化生成过氧化氢(H_2O_2)。O_3 和 H_2O_2 均有杀菌作用。紫外线穿透力不大，所以，只适用于无菌室、接种箱、手术室内的空气及物体表面的灭菌。紫外线灯距离照射物以不超过 1.2 m 为宜。为了加强紫外线灭菌效果，在打开紫外线灯以前可在无菌室内(或接种箱内)喷洒 3%～5%石炭酸溶液，一方面使空气中附着有微生物的尘埃降落，另一方面也可以杀死一部分细菌。无菌室内的桌面、凳子可用 2%～3%的来苏尔擦洗，然后再开紫外线灯照射，即可增强杀菌效果，达到灭菌目的。

此外，采用 C_0^{60}-γ 射线灭菌也已广泛用于不能进行加热灭菌的纸、塑料薄膜，各种积层材料制作的容器以及医用生物敷料等的灭菌。γ 射线灭菌的最大优点是：穿透力强，可在厚包装完好条件下灭菌。

5. 化学消毒灭菌法。化学消毒灭菌法是应用能抑制或杀死微生物的化学制剂进行消毒灭菌的方法。能破坏细菌代谢机能并有致死作用的化学药剂为杀菌剂，如重金属离子等；只是阻抑细菌代谢机能，使细菌不能增殖的化学药剂为抑菌剂，如磺胺类及大多数抗生素等。化学药品对微生物的作用是抑菌还是杀菌以及作用效果还与化学药品浓度的高低、处理微生物的时间长短，微生物的种类以及微生物所处的环境等有关。

微生物实验室中常用的化学药品有：2%煤酚皂溶液（来苏尔）、0.25%新洁尔灭、0.1%升汞、3%～5%的甲醛溶液、75%乙醇溶液等。如表 1-4 所示。

表 1-4　常用化学杀菌剂应用范围和常用浓度

类别	实例	常用浓度	应用范例
醇类	乙醇	70%～75%	皮肤及器械消毒
酸类	乳酸	0.33～1 mol/L	空气消毒（喷雾或熏蒸）
	食醋	3～5 mL/m^3	熏蒸消毒空气，可预防流感
碱类	石灰水	1%～3%	地面消毒
酚类	石炭酸	5%	空气（消毒）喷雾
	来苏尔	2%～5%	空气、皮肤消毒
醛类	福尔马林	10%溶液 2～6 mL/m^3	接种室、接种箱或厂房熏蒸
重金属离子	升汞	0.1%	植物组织（如根瘤）表面消毒
	硝酸银	0.1%～1%	皮肤消毒
氧化剂	高锰酸钾	0.1%～3%	皮肤、水果、茶杯消毒
	过氧化氢	3%	清洗伤口
	氯气	0.2～1 μL/L	饮用水清洁消毒
	漂白粉	1%～5%	洗刷培养基、饮水及粪便消毒
去污剂	新洁尔灭	0.1%～0.25%	皮肤、不耐热器皿消毒
染料	结晶紫	2%～4%	浅部创伤消毒
金属整合剂	8-羟基喹啉硫酸盐	0.1%～0.2%	外用、清洗消毒

灭菌效果监测方法有化学监测法和生物监测法。

化学监测法是利用化学指示剂是既能指示温度又能指示持续时间。又分为指示卡监测法、指示管监测法和指示胶带监测法。其中指示胶带法主要用于程序监测，即指示是否经过灭菌处理；指示卡和指示管主要用于待灭菌物品包内作为灭菌效果的参考。监测方法：将指示物放入大包（不得大于标准包）内和难以消毒部位的物品包中央，经一个灭菌周期后，取出指示物，根据其颜色及性状的变化来判断是否达到灭菌条件。所放置的指示物颜色或性状均变至规定的条件，则判定为灭菌过程合格；若其中之一未达到规定的条件，则判定为灭菌过程不合格。

生物监测法：即用活的指示生物来监测灭菌过程是否合格的方法。指示生物为耐热和嗜热脂肪杆菌芽胞（ATCC7953 或 SSIK31）菌片，含菌量为 5.0×10^5～5.0×10^6 CFU/片。将两个菌片分别装入灭菌小纸袋内，置于标准包中心部位，或装入灭菌试管内，置于标准盒内。将标准包放于下排气压力蒸汽灭菌器灭菌柜室内的排气口上方，或将标准盒放于手提式压力蒸汽灭菌器的底部。经一个灭菌周期后，将标准包或标准盒拿回实验室，在无菌操作条件下，取出菌片投入溴甲酚紫葡萄糖蛋白胨培养基中，经56±1℃培养7 d(自含式生物指示物按说明书执行)，观察培养基颜色的变化。培养基颜色未改变，则判定为灭菌过程合格；若培养基颜色由紫红色变为黄色，则判定为灭菌过程不合格。

监测所用化学指示物或生物指示菌片，必须经卫生部认可和批准使用的，并在有效期内使用。

三、实验内容及方法

(一)热力灭菌的效果观察

1. 材料。

菌株：大肠埃希菌、枯草黑色变种芽胞杆菌(ATCC9372)菌液。

培养基：肉汤培养基。

2. 方法。

(1)取装有肉汤培养基的试管6支，分别编号(大肠1,2,3和芽胞1,2,3)；用移液管无菌操作分别吸取大肠埃希菌、枯草芽胞杆菌菌液0.2 mL加入液体培养基中。

(2)煮沸消毒：1号试管置于沸水100℃ 5 min，2号试管置于沸水100℃ 30 min(水浴锅或电炉)。

(3)3号试管121℃高压灭菌20 min。

检查灭菌锅内水是否适量，以防灭菌锅烧干而引起炸裂事故。

装入待灭菌物品。注意不要装得太挤，以免妨碍蒸汽流通而影响灭菌效果。三角烧瓶与试管口均不要与桶壁接触，以免冷凝水淋湿包口的纸。

加盖，并将盖上的排气软管插入内层锅的排气槽内。再以两两对称的方式同时旋紧相对的两个螺栓，使螺栓松紧一致，勿使漏气。

加热。半自动的灭菌锅注意打开排气阀，使水沸腾以排除锅内的冷空气，待冷空气完全排尽后，关上排气阀，让锅内的温度随蒸汽压力增加而逐渐上升。当锅内压力升到所需压力时，控制热源，维持压力至所需时间。(一般用0.1 MPa、121℃、20 min灭菌)。

灭菌所需时间到后，切断电源，让灭菌锅内温度自然下降，当压力表的压力降至“0”时，打开排气阀，旋松螺栓，打开盖子，取出灭菌物品。(压力一定要降到“0”时，才能打开排气阀，否则就会因锅内压力突然下降，使容器内的培养基由于内外压力不平衡而冲出烧瓶口或试管口，造成棉塞沾染培养基而发生污染，甚至灼伤操作者。)

(4)取出培养基,37℃培养箱中培养 24 h,观察有无细菌生长,记录结果。

3. 结果记录及分析。

轻轻摇动培养基,观察是否浑浊,浑浊则说明有菌生长;澄清透亮则无菌生长;分析热力对细菌生长的影响,如表 1-5 所示。

表 1-5 高温处理后大肠埃希菌、枯草芽胞杆菌的生长情况

菌株 灭菌要求	大肠埃希菌	枯草芽胞杆菌
100℃, 5 min		
100℃, 30 min		
121℃, 20 min		

(二) 化学消毒灭菌的效果观察

1. 材料。

3%煤酚皂溶液(来苏尔)、酒精棉球、镊子、琼脂平板。

2. 方法。

(1)琼脂平板划为 3 部分,标记为 A,B,C;

(2)选 3 个手指:1 个手指用洗手液清洗;1 个手指浸入 3%来苏尔中 3~5 min,而后用酒精棉球擦净;1 个手指不做任何处理作为对照;

(3)将三个手指分别在琼脂平板 A,B,C 区轻轻按上手印;

(4)平板 37℃倒置培养箱中培养 24 h,观察结果。

3. 结果记录及分析,如表 1-6 所示。

表 1-6 洗涤、消毒处理后手指皮肤表面的细菌

细菌观察 手指	有无细菌生长	细菌菌落数	几种菌落类型
洗手液清洗			
3%来苏尔消毒			
未做任何处理			

(三) 紫外线消毒灭菌的效果观察

1. 材料。

菌株:大肠埃希菌、枯草芽胞杆菌菌液。

培养基:营养琼脂平板。

2. 方法。

(1)取菌种适量(一人做大肠埃希菌、一人做芽胞杆菌),密集划线接种;

(2)将接种后的平板置于生物安全柜内,半启皿盖(将皿盖遮住接种面的1/2),紫外线照射 30 min;

(3)盖上皿盖,37℃培养箱中培养 24 h 后观察结果。

3. 结果记录及分析。

观察是否有菌生长,分析紫外线对细菌生长的影响,如表 1-7 所示。

表 1-7 紫外线照射前后大肠埃希菌、枯草芽胞杆菌的生长情况

菌株 / 观察	大肠埃希菌	枯草芽胞杆菌
照射时遮盖部位		
照射时未遮盖部位		

(四)过滤除菌的效果观察

1. 材料。

菌株:大肠埃希菌肉汤培养物。

培养基:肉汤培养基。

其他:滤器、注射器。

2. 方法。

(1)用 5 mL 注射器吸取大肠埃希菌肉汤培养物 2 mL。

(2)将注射器安装在已灭菌的针头式滤菌器的一端,其另一端插入无菌小试管内,缓慢推进注射器,迫使菌液通过滤膜孔流入小试管内。

(3)取滤前菌液和滤液各 0.1 mL,分别接种 2 支肉汤管。

(4)于 35℃培养箱中培养 18～24 h,观察细菌生长情况。

3. 结果记录及分析。

观察是否有菌生长,评价过滤除菌的效果。

四、思考与讨论

1. 选择消毒、灭菌方法的原则。

(1)根据物品污染后的危害程度选择消毒、灭菌的方法。

高度危险性物品:必须选用灭菌方法处理。

中度危险性物品:一般情况下达到消毒即可,可选用中效或高效消毒法。但中度危险性物品的消毒要求并不相同,有些要求严格,例如内窥镜、体温表等必须达到高效消毒，须采用高效消毒方法消毒。

低度危险性物品：一般可用低效消毒方法，或只做一般的清洁处理即可，仅在特殊情况下，才作特殊的消毒要求。例如，在有病原微生物污染时，必须针对所污染病原微生物的种类选用有效的消毒方法。

(2)根据物品上污染微生物的种类、数量和危害性选择消毒、灭菌的方法。

对受到致病性芽胞菌、真菌孢子、分枝杆菌和经血传播病原体(乙型肝炎病毒、丙型肝炎病毒、艾滋病病毒等)污染的物品，选用高效消毒法或灭菌法。

对受到真菌、亲水病毒、螺旋体、支原体、衣原体和病原微生物污染的物品，选用中效以上的消毒方法。

对受到一般细菌和亲脂病毒等污染的物品，可选用中效或低效消毒法。

杀灭被有机物保护的微生物时，应加大消毒药剂的使用剂量/或延长消毒作用时间。

消毒物品上微生物污染特别严重时，应加大消毒药剂的使用剂量/或延长消毒作用时间。

(3)根据消毒物品的性质选择消毒方法。

选择消毒方法时需考虑两点，一是要保护消毒物品不受损坏，二是使消毒方法易于发挥作用。故应遵循以下基本原则：

耐高温、耐湿度的物品和器材，应首选压力蒸汽灭菌；耐高温的玻璃器材、油剂类和干粉类等可选用干热灭菌。

不耐热、不耐湿，以及贵重物品，可选择环氧乙烷或低温蒸汽甲醛气体消毒、灭菌。

器械的浸泡灭菌，应选择对金属基本无腐蚀性的灭菌剂。

选择表面消毒方法，应考虑表面性质，光滑表面可选择紫外线消毒器近距离照射，或液体消毒剂擦拭；多孔材料表面可采用喷雾消毒法。

2.根据《消毒技术规范》，消毒剂按其杀菌水平可分为如下3类。

高效消毒剂：可杀灭各种微生物(包括细菌芽胞)的消毒剂，如戊二醛、过氧乙酸、二溴海因、二氧化氯和含氯消毒剂(漂白粉、次氯酸钠、二氯异氰尿酸钠、三氯异氰尿酸)等。

中效消毒剂：可杀灭各种细菌繁殖体(包括结核杆菌)，以及多数病毒、真菌，但不能杀灭细菌芽胞的消毒剂。包括含碘消毒剂(碘酊、碘附)、醇类及其复配消毒剂、酚类消毒剂等。

低效消毒剂：可杀灭细菌繁殖体和亲脂病毒的消毒剂，如苯扎溴铵(新洁尔灭)等季铵盐类消毒剂、氯己定(洗必泰)等双胍类消毒剂等。

实验三

细菌的分离培养

一、目的要求

1. 了解细菌分离纯化的原理及学会常用的细菌分离纯化方法和应用。
2. 熟悉细菌接种用具、接种细菌的环境要求和无菌操作要领。
3. 熟悉细菌生长的观察。

二、实验原理

自然界中的微生物几乎都是杂居在一起的。纯种分离是从含有多种微生物的材料中通过一定的方法,使它们由单个菌体在固体培养基上繁殖成一个菌落,此菌落即为纯种。在分离纯化细菌时,除采用适宜的培养基(选择性培养基)外,还需要考虑欲分离纯化菌种的其他培养条件,如温度、气体环境等。

分离纯化细菌的方法有多种,常用的为平板划线分离法和稀释分离法,有条件的单位也可用显微操纵器单细胞分离。

平板划线分离法是由接种环以无菌操作蘸取少许待分离的材料,在无菌平板表面进行平行划线、扇形划线或其他形式的连续划线,微生物细胞数量将随着划线次数的增加而减少,并逐步分散开来,使单个菌体能固定在一点,生长繁殖后形成单个菌落,从而达到分离纯化的目的。连续划线常用于材料中菌量少的分离;菌量多的材料则以分区划线为宜。

接种环由环、金属柄和绝缘柄 3 部分组成。环部分以白金丝制成为佳,因其硬度适宜,易传热散热,火焰灭菌后冷却快,不易生锈、经久耐用,但因其昂贵,通常用 300～500 W 电热(镍)丝代替。环直径为 2～4 mm,长 5～8 cm。标准接种环是取斜面上大肠埃希菌菌苔,充满环的空间,在分析天平上称重,环内湿重菌量恰为 2 mg。标准接种环可用于制备一定浓度的菌悬液或定量接种。接种针(环)通常用酒精灯或煤气灯烧灼灭菌。

稀释法是先将待分离的材料用无菌水做一系列的稀释,然后分别取不同稀释液少许,涂布在琼脂平板上,如果稀释得当,培养后可出现分散的单个菌落,达到分离纯化的目的。涂布接种需要用涂布棒,涂布棒通常用牛皮纸包扎后高压灭菌或蘸取无水乙醇后在火焰上烧灼。

三、实验内容及方法

(一)连续划线分离法(一人一块)

1. 材料。

菌株:表皮葡萄球菌和大肠埃希菌的混悬液。

培养基:营养琼脂。

其他:灭菌培养皿、接种环、培养箱等。

2. 方法。

(1)制平板。溶化培养基冷却至 50℃左右,倒入平皿,制成平板。

(2)烧灼接种环。点燃酒精灯,右手以持笔式握持接种环,先将接种环的接种丝部分置于火焰中,待金属丝烧红并蔓延至金属环端,再直接烧灼金属环直至烧红,然后由金属环至金属杆方向快速通过火焰,然后再反方向通过火焰,如图1-3所示。如此操作 2～3 次。

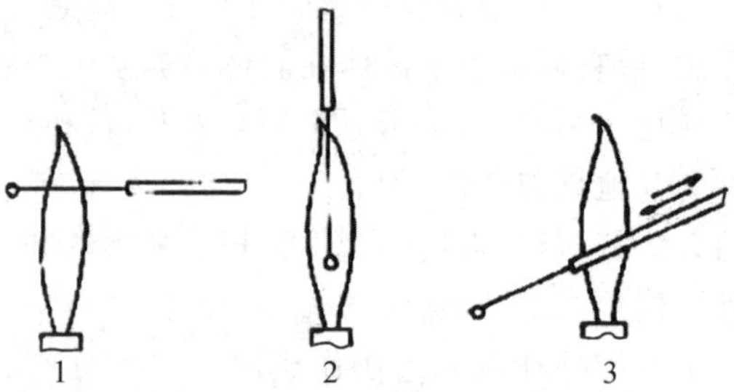

图 1-3　烧灼接种环示意图

(3)接种环待冷却后,取菌种管打开盖子,接种环先接触一下未长菌的培养基,充分冷却后挑取一环菌液。

(4)取反置的琼脂平皿(底部朝上)一个,置于酒精灯附近,左手抓平皿的底部边缘,反转过来(盖朝上),用食指压住平皿盖的一处边缘,再用大拇指和中指撑起平皿盖,呈约 45°的斜度,右手持接种环与平板面成 30～40°角,来回以密而不重叠的曲线做连续划线接种,将整个平板布满曲线。如图 1-4 所示。

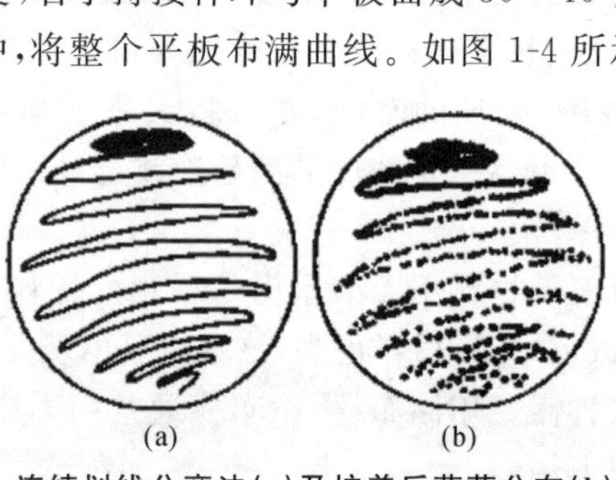

图 1-4　连续划线分离法(a)及培养后菌落分布(b)示意图

(5)划线完毕,盖上培养皿盖,做好标记,注明接种菌名、接种者姓名及接种日期。

(6)培养皿倒放(即皿底在上,盖在下,这样可避免培养过程中凝结水自皿滴下,冲散菌落),37℃培养箱培养 24 h。

3. 结果记录及分析。

观察接种线上生长的细菌是否形成单个菌落,有几种不同菌落,对不同特征的菌落略加描述。

判断是否达到分离纯化的目的。

(二)分区划线分离法(一人一块)

1. 材料。

菌株:表皮葡萄球菌和大肠埃希菌的混悬液。

培养基:营养琼脂。

其他:灭菌培养皿、接种环、培养箱等。

2. 方法。

(1)将平板如图 1-5 所示,进行粗略分区。

(2)将接种环通过火焰灭菌,待冷却后取一环菌液。

(3)左手拿琼脂平板培养基,略开盖,将菌液于平板一侧边缘开始做连续划线,约占平板的 1/10,作为 1 区。

(4)将接种环灭菌,冷却后,转动培养皿约 70°角,做 2 区划线。2 区划线与 1 区划线相交约 120°,约有 3～5 条线通过 1 区。

(5)同法划 3、4 区。4 区与 1 区不能交叉。

(6)接种完毕,将平板盖好,做好标记,倒置放入 37℃培养箱中 18～24 h,观察琼脂平板表面生长的菌落特征。

3. 结果记录及分析。

观察分区是否合理、清晰,接种线有无交叉;接种线上生长的细菌是否形成单个菌落,有几种不同菌落,对不同特征的菌落略加描述。

判断是否达到分离纯化的目的。

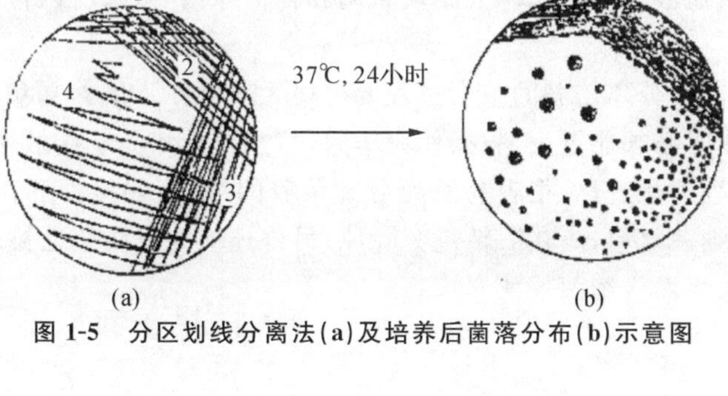

图 1-5 分区划线分离法(a)及培养后菌落分布(b)示意图

(三)稀释涂布分离法

1. 材料。

菌株:待分离样本。

培养基:营养琼脂。

其他:营养琼脂平板、无菌试管、移液管、涂布棒、培养箱等。

2. 方法。

(1)取 5 支无菌试管编号为 10^{-1},10^{-2},10^{-3},10^{-4},10^{-5},每管加入 9 mL 无菌水。用一支 1 mL 无菌吸管从待分离样本液中吸取 1 mL 加入编号 10^{-1} 试管中充分混匀,然后用无菌吸管从此试管中吸取 1 mL 加入 10^{-2} 试管中,混合均匀,以此类推,制成不同稀释度(10^{-1},10^{-2},10^{-3},10^{-4},10^{-5})。(10 倍梯度稀释)。

(2)选取合适稀释度的稀释液进一步实验。无菌条件下分别吸取稀释液 0.2 mL至平板中央。

(3)左手持平板,右手拿无菌涂布棒,将涂布棒平放于培养基表面,将菌液在平板上涂抹均匀,最后在平板的周围刮一圈。

(4)室温下静置 5～10 min,使菌液吸附进培养基。

(5)培养:平板倒置于 37℃培养箱中培养 24 h。

3. 结果记录及分析。

观察是否形成单个菌落,有几种不同菌落,对不同特征的菌落略加描述。

后续实验可将培养后长出的单个菌落分别挑取少许平板划线再一次进行分离、纯化,待长出后,检查其特征是否一致,同时将细胞涂片染色后用显微镜检查是否为单一的微生物。

四、思考与讨论

1. 分离培养前应考虑所分离的细菌的特性,选择适合其生长需要的培养基(需氧还是厌氧、营养的要求高还是不高、培养温度等)。例如:链球菌在普通琼脂上不生长,加血清或血液才能生长。大肠埃希菌和葡萄球菌要求较低,普通的培养基即可生长。

2. 防止污染。分离培养的整个过程要严格无菌操作。培养基和一切用具必须彻底灭菌;操作时必须靠近火焰;操作完毕后,禁止再让培养基接触外界空气。

3. 防止接种器械过热,很容易杀死分离培养的细菌,如接种环在烧灼灭菌后,不能立即挑取细菌材料,应在酒精灯旁晾凉;另外还应注意防止已挑取菌料的接种环,不慎通过火焰而将细菌杀死。

实验四

纯种细菌培养法

一、目的要求

1. 掌握常用的微生物纯种接种技术及应用。
2. 掌握无菌操作。

二、实验原理

细菌经分离纯化后，常常需要接种至有关的培养基进一步扩大培养或者进一步进行生化反应，此时需要用纯种的接种技术。纯种细菌的接种技术主要有平板接种、斜面接种、液体接种、半固体接种等方法。

平板纯种培养一般可用于增菌、药敏检测等；斜面常作为菌种传代或观察其某些生化特性之用；液体培养基接种后，大多数供测定生化特性或用于增菌等；半固体接种用于观察细菌有无动力或菌种保存等。

三、实验内容及方法

（一）平板密集划线法接种（一人一块）

1. 材料。
菌株：表皮葡萄球菌、大肠埃希菌。
培养基：营养琼脂。
其他：接种环、培养箱等。
2. 方法。
（1）无菌操作取菌种。
（2）在平皿中心划一"＋"字。
（3）然后平行密集划线划满平板。
（4）将平板转 90°，重复平行密集划线。共转 3 次。
（5）盖上皿盖，做好标记，倒置放入 37℃培养箱中培养 18～24 h。

3. 结果记录及分析。

观察接种线是否密集，生长的细菌是否均匀分布于培养基上；有无杂菌污染（对污染的杂菌略加描述）。

（二）平板棉签涂布法接种（一人一块）

1. 材料。

菌株：表皮葡萄球菌、大肠埃希菌。

培养基：营养琼脂。

其他：无菌棉签、培养箱等。

2. 方法。

（1）用无菌棉签蘸取菌液，在管壁上挤去多余的液体。

（2）用棉签在平板上做密集划线。划完线后在平板的周围刮一圈。

（3）盖上皿盖，做好标记，倒置放入 37℃培养箱中培养 18～24 h。

3. 结果记录及分析。

观察有无细菌生长，生长的细菌是否均匀分布于培养基上；有无杂菌污染（对污染的杂菌略加描述）。

（三）斜面接种

1. 材料。

菌株：表皮葡萄球菌、大肠埃希菌。

培养基：营养琼脂斜面。

其他：接种环、培养箱等。

2. 方法。

（1）左手手指（拇指与食指、中指及无名指）握持菌种与待接种斜面，一般菌种管在左。

（2）右手执接种环烧灼灭菌，待冷后右手拔取并夹持试管盖，将两管口迅速通过火焰烧灼。

（3）已灭菌接种环伸入菌种管，先接触培养基表面上无菌生长处使环冷却，再挑选生长较好的菌苔少许，移至无菌斜面，自斜面底部表面上划一直线，再自底部向上做蜿蜒划线。结束后取出接种环，烧灼两管口，盖回管盖。接种环烧灼灭菌后放回。如图 1-6 所示。

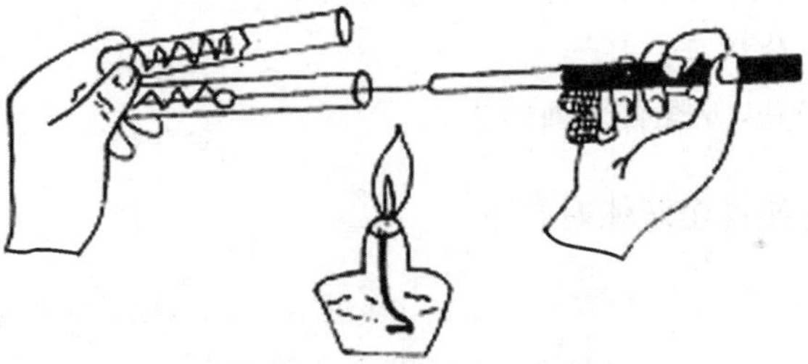

图 1-6 琼脂斜面培养基接种法

(4) 37℃培养箱中培养 24 h,观察结果。

3.结果记录及分析。

观察有无细菌生长,生长的细菌是否形成菌苔,记录菌苔的颜色、光泽、透明度等;有无杂菌污染(对污染的杂菌略加描述)。

(四)固体培养物接种至液体培养基

1.材料。

菌株:表皮葡萄球菌、大肠埃希菌、枯草芽胞杆菌。

培养基:肉汤培养基。

其他:接种环、培养箱等。

2.方法。

(1)左手握含菌的斜面培养管及液体培养管下端,1 管在左,斜面向上,2 管在右。右手持接种环并以无名指与小指夹住前管棉塞,小指与手掌夹住后管棉塞,在火焰旁拔开,管口灭菌。

(2)将灭菌过的接种环插入斜面培养管,冷却后取菌苔少许立即移入液体培养管。接触液面,沿管壁研磨数次,使细菌混于液体中。管口再次通过火焰灭菌,塞好棉塞,做好标记。轻轻摇动使菌种均匀分散在液体培养基中。如图 1-7 所示。

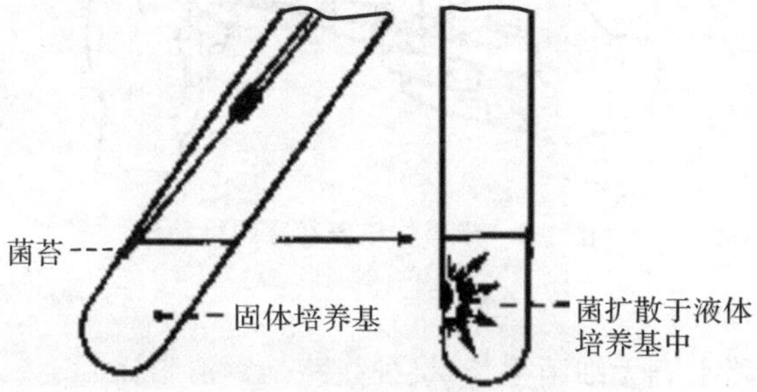

图 1-7 固体培养物接种至液体培养基

(3)置 37℃培养箱培养 18～24 h,观察结果。

3. 结果记录及分析。

轻轻摇动培养基,观察有无细菌生长。

(五)液体菌种接种至液体培养基

1. 材料。

菌株:表皮葡萄球菌、大肠埃希菌、枯草芽胞杆菌。

培养基:肉汤培养基。

其他:接种环、培养箱等。

2. 方法。

(1)用灭菌过的移液管吸取 0.2 mL 菌悬液,加入液体培养基中,摇匀。

(2)置 37℃培养箱培养 18～24 h,观察结果。

3. 结果记录及分析。

轻轻摇动培养基,观察有无细菌生长。

(五)半固体穿刺接种

1. 材料。

菌株:表皮葡萄球菌、甲型副伤寒杆菌(一人做一种菌)。

培养基:半固体培养基。

其他:接种针、培养箱等。

2. 方法。

(1)用接种针同斜面接种法取少量菌种。

(2)菌种移至半固体培养基管中,刺入半固体培养基中心直至接近管底,循原路退出。烧灼管口,盖回盖子。接种针烧灼灭菌后放回。如图 1-8 所示。

(3)37℃培养箱中培养 24 h,观察结果。

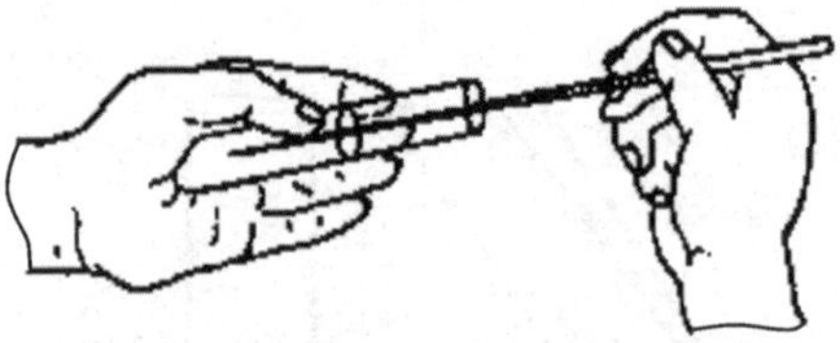

图 1-8 半固体培养基穿刺接种法

3. 结果记录及分析。

观察接种线路上有无细菌生长,接种线路是否清晰。

四、思考与讨论

1.整个过程要严格无菌操作。培养基和一切用具必须彻底灭菌;操作时必须靠近火焰;操作完毕后,禁止再让培养基接触外界空气。有条件的实验室可在超净工作台内进行。

2.接种环使用前后均须灭菌处理。一般采用火焰灭菌法。

3.从培养瓶或试管培养物中取标本或移种时,在打开或关闭前,瓶口、管口均要在火焰上通过2～3次灼烧。切不可将含菌材料污染台面和其他物体。

4.工作完毕后,用紫外光灯照射30 min,或用3%来苏尔擦拭台面,并清洗双手。

实验五

细菌的基本形态和特殊结构观察

一、目的要求

1. 掌握显微镜油镜的使用和保护，熟悉显微镜的结构及各部分的构造。
2. 熟悉细菌不染色检查法及不染色检查法的临床意义。
3. 掌握细菌的基本形态及镜下观察。
4. 掌握细菌特殊形态的观察。

二、实验原理

细菌的基本形态主要分为球菌、杆菌、螺旋菌 3 大类，近年还发现星状和四方形细菌等。细菌的特殊结构包括荚膜、芽胞、鞭毛等。细菌形态受培养时间、培养基成分、浓度、培养温度、培养时间等影响发生变化。细菌个体微小，较透明，未经染色之细菌，由于其与周围环境折光率差别甚小，故在显微镜下极难观察。染色后细菌与环境形成鲜明对比，可以清楚地观察到细菌的形态、排列及某些结构特征，而用以分类鉴定。

在标准光学筒长一定的情况下，显微镜的总放大倍数等于物镜和目镜放大倍数的乘积。放大倍数指的是长度而不是面积。

显微镜的优劣主要决定于分辨率(Resolution or Resolving Power)的大小。分辨率是指显微镜能辨别两点之间的最小距离的能力。从物理学角度看，光学显微镜的分辨率受光的干涉现象及所用物镜性能的限制，由照明光线的波长(λ)和物镜的镜口率(数值孔径)决定。分辨率公式如下。

$$分辨率=\frac{\lambda}{2NA}$$

λ＝光波波长；NA＝物镜的数值孔径值(Numerical Aperture)。

一般光学显微镜的光源不可能超出可见光的波长范围(0.4～0.7 μm)，而数值孔径则取决于物镜的镜口角和玻片与镜头间介质的折射率，可表示为 $NA=n\cdot\sin\alpha$。其中 α 为光线最大入射角的半数，取决于物镜的直径和焦距，一般来说在实际应用中最大只能达到 120°，而 n 为介质折射率。

油镜的放大倍数可达100×，放大倍数这样大的镜头，焦距很短，直径很小，但所需要的光照强度却最大。从载玻片透过来的光线，因介质密度不同（从玻片进入空气，再进入镜头），有些光线会因折射或全反射，不能进入镜头如图1-9所示，致使在使用油镜时会因射入的光线较少，物像显现不清。若在油镜与载玻片中间加入和玻片折射率（n=1.52）相近的香柏油（n=1.515），则使通过的光线不致产生折射而损失，进入油镜的光线增多，视野光亮度增强，因此能清楚地看到物像。

由于香柏油的折射率（1.515）比空气及水的折射率（分别为1.0和1.33）要高，因此以香柏油作为镜头与玻片之间介质的油镜所能达到的数值孔径值（NA一般在1.2～1.4）要高于低倍镜、高倍镜等干镜（NA都低于1.0）。若以可见光的平均波长0.55 μm来计算，数值孔径通常在0.65左右的高倍镜只能分辨出距离不小于0.4 μm的物体，而油镜的分辨率却可达到0.2 μm左右。

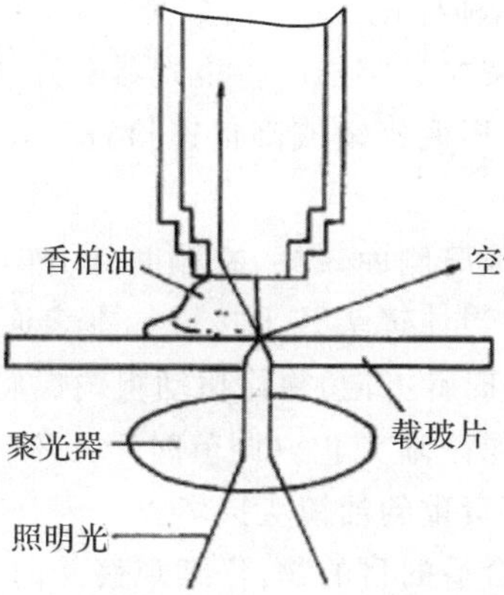

图1-9 油镜的工作原理

三、实验内容及方法

（一）油镜的使用

1. 材料。

显微镜、待检细菌涂片标本。

2. 方法。

（1）显微镜的放置。将显微镜放于平整的实验台上，镜座距实验台边缘约3～4 cm。镜检时姿势要端正。

（2）光源调节。安装在镜座内的光源灯可通过调节电压以获得适当的照明亮度。

（3）目镜间距调节。根据使用者的个人情况，调节双筒显微镜的目镜间距，左目镜上一般配有屈光度调节环，可以适应眼距不同或两眼视力有差异的不同观察者。

(4)光圈调节。调节聚光器虹彩光圈值与物镜的数值、孔径值相符或略低，以控制入射光线的量，增加明暗差，然后通过升降聚光器或改变光源的亮度，获得亮度适宜的视野。

(5)低倍镜观察。将待观察的标本玻片置于载物台上，用标本夹夹住，移动推进器使观察对象处在物镜的正下方。边转动粗调螺旋边从侧面观察，使物镜降至距标本约 0.5 cm；从目镜观察，调节聚光器使光强适中。然后边观察边用粗调螺旋慢慢升起镜筒，使标本在视野中初步聚焦，再使用细调节器调节图像清晰。通过玻片推进器慢慢移动玻片，认真观察标本各部位，找到合适的目的物。

(6)转换成油镜。提高镜筒，在标本欲检处滴加香柏油一滴，然后转换成油镜。显微镜油镜头上常有下列几种标记：放大倍数是 100×、镜头下缘常有一黑圈、透镜直径最小、刻有“油”或外文“oil”字样。将集光器上升到最高位置，与载物台孔平行，并将光圈开至最大。(当用低倍镜或高倍镜检查时，应缩小光圈，下降集光器，使光度减弱。)

(7)油镜镜检。眼睛从镜筒侧面观察，并顺时针方向扭动粗调螺旋，使镜筒徐徐下降，让油镜头浸入油内，当油镜头几乎接近标本表面时停止转动，然后将眼睛移至目镜，边观察边向上(逆时针方向)徐徐扭动粗调螺旋，至视野中看到模糊物像时，再换用微调螺旋调至物像清晰为止。调节时千万不可使用强力将物镜任意下降，以免压碎标本片，甚至将贵重的油镜头损坏。

(8)观察并记录。找到合适的目的物，仔细观察并记录所观察到的结果。

(9)擦镜头。观察完毕，向上扭动粗调螺旋，将镜筒提起，取下标本片，立即用擦镜纸将油镜头上多余的油擦干净。再用另一张擦镜纸蘸取二甲苯(或乙醚酒精)擦去残存的油迹，最后用一张干净擦镜纸擦去残留的二甲苯。擦时应顺一个方向擦，不能绕圈，这样会越擦越模糊。

(10)送回显微镜。将聚光器转至四倍接物镜，集光器下降，然后转动粗调螺旋，使镜筒下移，以避免接物镜与集光器相碰受损，拔下电源，送回显微镜室。

(二)细菌基本形态和特殊结构的观察

1. 材料。

细菌基本形态示教片：葡萄球菌、链球菌、肺炎链球菌、大肠埃希菌、炭疽杆菌、霍乱弧菌、钩端螺旋体。

细菌特殊结构示教片：破伤风梭菌(示芽胞)、肺炎链球菌(示荚膜)、变形杆菌(示鞭毛)。

其他：显微镜、擦镜纸、二甲苯等。

2. 方法。

(1)用油镜观察细菌基本形态，注意各菌的形状、大小、排列方式等特点。

(2)观察特殊结构示教片，注意芽胞在菌体上的位置和大小、荚膜的大小及其与菌体的关系、鞭毛的形态数量及着生位置，记录结果。

3. 结果记录及分析。

观察并绘图，要求：细菌的大小要合理；标示出细菌名称、放大倍数、染色方法等，并用文字内容略加描述。

绘图示例：

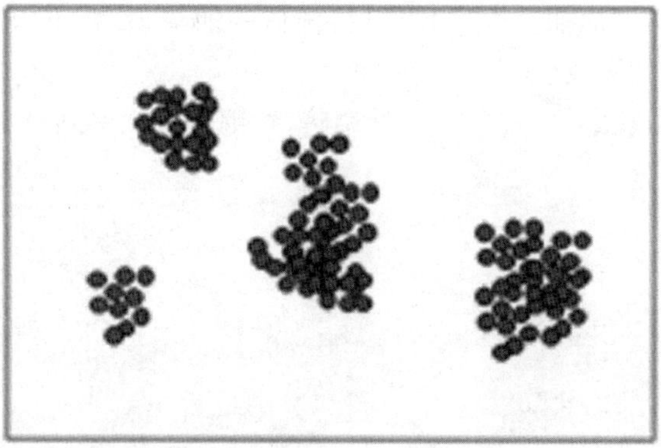

图××葡萄球菌×1000 紫色 G^+

(三)不染色标本的制备及观察(悬滴法)

1. 材料。

菌株：变形杆菌 8～12 h 肉汤培养物。

其他：凹玻片、盖玻片、凡士林、火柴杆、镊子等。

2. 方法。

(1)取洁净凹玻片一张，用火柴杆在凹窝四周涂凡士林少许。

(2)取 1～2 滴菌液，滴到盖玻片中央(勿使菌液流开)。

(3)将凹玻片倒合于盖玻片上，迅速翻转，使液滴正好对准凹玻片的窝心，然后再轻轻按下，使盖玻片与凡士林紧密固定。

(4)先用低倍镜找到悬滴边缘，再将液滴移至视野中央，然后转换高倍镜观察，背景要稍暗些，下降聚光器，缩小光圈。

(5)记录观察结果。

3. 结果记录及分析。

描述观察到的现象，并绘图。

四、思考与讨论

1. 在使用油镜之前,必须先经低、高倍镜观察,然后将需进一步放大的部分移到视野的中心。

2. 使用油镜时油不要滴太多,也不宜太少。在调节焦距的时候要特别注意与载玻片之间的距离。

3. 如果不出现物象或者目标不理想要重找,在加油区之外重找时应按:低倍→高倍→油镜程序。在加油区内重找应按:低倍→油镜程序,不得再用40倍镜对准加油区,以免油沾污镜头。

4. 不染色标本观察时,视野应尽量调暗,否则不宜观察到。

实验六

细菌涂片的制备及染色

一、目的要求

1. 掌握细菌涂片的制备方法。
2. 掌握简单染色和革兰染色。
3. 了解芽胞、鞭毛等特殊结构的染色方法。

二、实验原理

细菌染色后可清楚地观察到细菌的形态、排列及某些结构特征，而用以分类鉴定。

简单染色法是利用单一染料对细菌进行染色的一种方法。此法操作简便，适用于菌体一般形状和细菌排列的观察。多采用美蓝、结晶紫或碱性复红等碱性染料。这是因为在中性、碱性或弱酸性溶液中细胞通常荷负电，而碱性染料在电离时，其分子的染色部分荷正电（酸性染料电离时，其分子的染色部分荷负电），因此碱性染料的染色部分很容易与细菌结合使细菌着色。当细菌分解糖类产酸使培养基 pH 下降时，细菌所带正电荷增加，此时可用伊红、酸性复红或刚果红等酸性染料染色。

革兰染色法是细菌学中最重要的鉴别染色方法，1884 年由丹麦病理学家 Christain Gram 创立的，而后一些学者在此基础上作了某些改进。根据细菌细胞壁的差异，染色后可将细菌分为革兰阳性菌和革兰阴性菌。其基本步骤是先用初染剂结晶紫染色，再用碘液媒染，然后用乙醇（或丙酮）脱色，最后用复染剂复染。

当用结晶紫初染后，像简单染色法一样，所有细菌都被染成初染剂的蓝紫色。碘液媒染后，在细胞壁内形成了不溶于水的结晶紫与碘的复合物。使用乙醇或丙酮脱色处理时，革兰阳性菌由于其细胞壁较厚、肽聚糖网层次较多且交联致密，遇乙醇或丙酮，因失水反而使网孔缩小，再加上它不含类脂，故乙醇处理不会出现缝隙，因此能把结晶紫与碘复合物牢牢留在壁内；而革兰阴性菌因其细胞壁薄、外膜层类脂含量高、肽聚糖层薄且交联度差，在遇脱色剂后，以类脂为主的外膜迅速溶解，薄而松散的肽聚糖网不能阻挡结晶紫与碘复合物的溶出，因此通过乙醇脱色后呈无色。用复染剂复染后，革兰阳性菌呈现初染剂和复染剂的叠加颜色，革兰阴性被染上复染剂的红色。为保证染色结果的正确性，采用规范的染色方法是十分必要的。本实验介绍被普遍采用的 Hucker 氏改良的革兰染色法。

细菌的特殊结构，需要用特殊染色方法。如芽胞，具有厚而致密的壁，折光性强、通透性低，不易着色，用一般染色法只能使菌体着色而芽胞不着色（呈透明）。芽胞染色法根据芽胞具有既难以染色而一旦染上后又不易脱色的特点而设计的。所有的芽胞染色都基于同一原则，即除了用着色力强的染料外，还需加热促进标本着色。然后使菌体脱色而芽胞上的染料仍保留。经复染后，菌体和芽胞呈不同的颜色。荚膜与染料的亲和力弱、不易着色，且可溶于水易在水洗时被除去，所以通常用衬托染色法染色，使菌体和背景着色，而荚膜不着色，在菌体周围形成一透明圈。细菌的鞭毛不能用光学显微镜直接观察到，染色前先用媒染剂处理，使它沉积在鞭毛上，使鞭毛直径加粗，然后再进行染色。

三、实验内容及方法

（一）涂片制备

1. 材料。

菌种：大肠埃希菌 24 h 培养物，表皮葡萄球菌 24 h 培养物。

其他：接种环、玻片、生理盐水等。

2. 方法。

（1）制片。取 1 张清洁无油的载玻片，以红蜡笔中线分开成两等份。用接种环无菌取灭菌生理盐水置载玻片两边（每边各一环）。无菌挑取表皮葡萄球菌少许，与载玻片一边的生理盐水混匀，涂布成直径 1 cm 大小的均匀薄膜涂片（若采用液体培养物，不用生理盐水，直接用接种环取 1～2 环菌液涂片即可）。再以同样方法在玻片另一边制作大肠埃希菌涂片。接种环烧灼后插入试管架上。（如液体培养物，可取一环菌液直接涂于玻片上即可。）

（2）干燥。涂片室温自然干燥。

（3）固定。手持玻片一端（即涂有薄菌膜片的远端），标本面向上，在火焰外层较快地来回通过 3 次，温度不能太高，以玻片的温度达到皮肤所能耐受的温度为宜，放置待冷后进行染色。固定的目的是使细胞质凝固以固定细胞形态，使菌体较牢地黏附于玻片上；改变细菌对染料的通透性，因活的细菌一般不易着色。注意温度不宜过高，否则会改变甚至破坏细胞形态。

(二)简单染色法

1. 材料。

菌种:大肠埃希菌、表皮葡萄球菌斜面 18～24 h 培养物。

染液:稀释复红液。

其他:显微镜、接种环、载玻片、纱布、滤纸本、镜油、二甲苯、蒸馏水。

2. 方法。

(1) 涂片制备:涂片、干燥、固定。

(2) 染色:滴加染液于涂片上(染液刚好覆盖涂片薄膜为宜),保留染液 1～2 min。

(3) 水洗:倒去染液,用自来水小水流冲洗,至涂片上流下的水无色为止。

(4) 干燥:自然干燥或吸水纸吸干。

(5) 镜检:用油镜观察。

3. 结果记录及分析。

观察稀释复红染色后的表皮葡萄球菌和大肠埃希菌,并加以比较,绘制染色后的细菌形态图。

(三)革兰染色观察

1. 材料。

菌种:大肠埃希菌、表皮葡萄球菌斜面 18～24 h 培养物。

染液:革兰染色液。

其他:显微镜、接种环、载玻片、纱布、滤纸本、镜油、二甲苯、蒸馏水。

2. 方法。

(1)涂片制备:涂片、干燥、固定。

(2)初染:滴加结晶紫(以刚好将菌膜覆盖为宜)染色 1 min,水洗。

(3)媒染:用碘液冲去残水,并用碘液覆盖约 1 min,水洗。

(4)脱色:用滤纸吸去玻片上的残水,将玻片倾斜,在白色背景下,用滴管流加95%的乙醇脱色,一般 0.5 min,立即水洗。

(5)复染:滴加稀释复红染 0.5 min,水洗,吸干。

(6)镜检:用油镜观察。

3. 结果记录及分析。

观察革兰染色后的表皮葡萄球菌和大肠埃希菌的颜色,比较阳性菌与阴性菌的染色效果;比较稀释复红单染与革兰染色的颜色。

绘制染色后的细菌形态图,标注细菌名称、染色方法、显微放大倍数。

(四)芽胞染色法

1.材料。

菌种:大肠埃希菌、枯草芽胞杆菌。

染液:芽胞染色液。

其他:显微镜、接种环、载玻片、纱布、滤纸本、镜油、二甲苯、蒸馏水。

2.方法。

(1)细菌培养物常规涂片、干燥后,火焰固定。

(2)滴加5%孔雀绿水溶液于涂片上,用微火加热至染料冒蒸气(切勿煮沸)维持3～5 min,加热过程要随时添加染液,勿让标本干涸,待玻片冷却后,水洗。

(3)用0.5%沙黄水溶液复染0.5～1 min,水洗,待干后镜检。

3.结果记录及分析。

芽胞染呈绿色,菌体呈红色。

绘制观察到的细菌及芽胞形态,标注细菌名称、染色方法、显微放大倍数。

(五)鞭毛染色法

1.材料。

菌种:变形杆菌(1%的软琼脂上传两代,形成迁徙生长现象)。

染液:鞭毛染色液。

其他:显微镜、接种环、载玻片、纱布、滤纸本、镜油、二甲苯、蒸馏水。

2.方法。

(1)取洁净玻片1张,于玻片一侧滴加蒸馏水1滴,然后取上述迁徙生长边缘的细菌少许,轻轻点于蒸馏水中,不要研磨,以免鞭毛脱落。缓慢倾斜玻片,使菌顺水流自然扩散,将玻片置37℃温箱内让其自然干燥,切勿火焰固定。

(2)染色方法:于标本上滴加鞭毛染液,染色0.5～1 min,轻轻水洗,干后镜检。

3.结果记录及分析。

菌体与鞭毛均呈红色,且菌体着色比鞭毛深。染色时间越长,鞭毛越粗。绘制观察到的细菌形态及鞭毛,标注细菌名称、染色方法、显微放大倍数。

(六)荚膜染色法

1.材料。

菌种:肺炎链球菌。

染液:荚膜染色液。

其他:显微镜、接种环、载玻片、纱布、滤纸、镜油、二甲苯、蒸馏水。

2.方法。

(1)制片。提前数日于小白鼠腹腔注射肺炎链球菌 0.2 mL,小鼠死亡后解剖,取腹腔液印片。印片在空气中自然干燥,无须加热固定。

(2)染色方法。

滴加结晶紫染液,于火焰上加温染色,至冒蒸汽为止,勿水洗。

以 20%$CuSO_4$,溶液冲洗染液,勿水洗,干后镜检。

3.结果记录及分析。菌体呈现紫色,荚膜呈淡紫色。绘制观察到的细菌形态及荚膜,标注细菌名称、染色方法、显微放大倍数。

四、思考与讨论

1.革兰染色成败的关键是酒精脱色。如脱色过度,革兰阳性菌也可被脱色而染成阴性菌;如脱色时间过短,革兰阴性菌也会被染成革兰阳性菌。脱色时间的长短还受涂片厚薄及乙醇用量多少等因素的影响,难以严格规定。

2.染色过程中勿使染色液干涸。用水冲洗后,应吸去玻片上的残水,以免染色液被稀释而影响染色效果。

3.选用幼龄的细菌。G^+ 菌培养 12～16 h,大肠埃希菌培养 24 h。若菌龄太老,由于菌体死亡或自溶常使革兰阳性菌转呈阴性反应。

实验七

细菌培养特征的观察

一、目的要求

1. 掌握观察菌落的方法、细菌在液体和半固体培养基的生长表现及意义。
2. 了解细菌 L 型菌落特点。

二、实验原理

培养特征是指微生物群体在培养基上的形态和生长情况，在细菌分类鉴定工作上可作为一方面依据。细菌培养特征的检验，主要包括平板培养上的菌落特征、斜面培养上的菌苔特征、液体培养时生长特征、半固体培养时的运动特征、液体培养特征等。

个体微生物在固体培养基上生长繁殖而形成的肉眼可见的群落称为菌落。菌落形态特征包括菌落的大小、形状(圆形、假根状、不规则状等)、边缘(如整齐、波状、裂页状圆锯齿状、有缘毛等)、透明度(如不透明、半透明等)、隆起情况(如扩展、台状、低凸、凸面、乳头状等)、表面光泽(如闪光、不闪光、金属光泽等)、湿润度、色素、溶血情况等。总的来说，细菌在一定培养基上的菌落特征是比较稳定的，但受培养条件，尤其是培养基的成分影响较大，有时培养温度、培养时间的长短，也影响菌落应有的特征，观察时应予注意。一般情况下，较密集的菌落较小，较分散的菌落较大，长在薄培养基上的菌落较小，而长在厚培养基的菌落较大。观察时，应选择分布疏密适中的单个菌落作为对象。

斜面菌苔特征的观察，要划直线接种，经培养 3～5 d 后观察，记载其生长程度(如良好、微弱、不生长等)、菌苔形状、菌苔隆起情况、表面性状、表面光泽、透明程度、颜色等。

细菌在液体培养基中生长一般出现 3 种情况：均匀浑浊生长、沉淀生长、表面生长(液体培养基表面形成菌膜)。观察时记录混浊程度、是否结絮或产生沉淀，以及有无气泡、气味及培养液有无颜色等。

细菌在半固体培养基中生长时，应注意观察穿刺线路是否清晰及周围培养基的浑浊程度。若穿刺线路清晰、细菌沿着穿刺线路生长、培养基透明度无明显变化，表示细菌不会运动；若穿刺线路模糊或呈根须状、培养基变浑浊，表示细菌会运动。

细菌在抗生素、溶菌酶、胆盐等作用下，细胞壁的肽聚糖结构受到破坏或合成被抑制，而成为细胞壁缺陷型细菌。革兰阳性菌细胞壁主要成分是肽聚糖，一般多采用青霉素、新型青霉素Ⅱ及先锋霉素等作诱导剂。菌落为典型“油煎蛋”样，有3种：L型：菌落中心致密、较厚、透光度差，由细颗粒组成。周边较宽、由透明颗粒组成，呈花边状。G型：无上述核心，菌落全由透明粗颗粒组成。F型：同L型菌落，有核心，但周边为透明丝状。

三、实验内容及方法

1. 材料。

菌种：金黄色葡萄球菌、铜绿假单胞菌、枯草芽胞杆菌、炭疽芽胞杆菌（无毒株）、肺炎克雷伯菌、大肠埃希菌及金黄色葡萄球菌L型。

培养基：营养琼脂平板和斜面、半固体琼脂、肉膏汤、血琼脂、L型培养基。

2. 方法。

(1)将金黄色葡萄球菌、炭疽芽胞杆菌（无毒株）分别用分区划线法接种于营养琼脂平板和血液琼脂平板，将金黄色葡萄球菌、铜绿假单胞菌分别接种营养琼脂斜面。

(2)将枯草芽胞杆菌、炭疽芽胞杆菌（无毒株）和金黄色葡萄球菌分别接种于肉膏汤。

(3)将肺炎克雷伯菌和大肠埃希菌分别用穿刺法接种于半固体琼脂。

(4)将金黄色葡萄球菌L型接种于L型培养基。

(5)37℃培养箱中培养18～24 h。

(6)观察细菌的生长现象。

3. 结果记录及分析。

固体培养基：观察菌落和菌苔特征。观察特征时应注意菌落形状、大小、边缘、透明度、湿润度、溶血现象和色素等，这些特点因菌种和所用培养基不同而异。尤其要观察金黄色葡萄球菌的溶血作用和脂溶性色素，铜绿假单胞菌的水溶性色素、炭疽芽胞杆菌的卷发状菌落。

液体培养基：液体基中细菌生长有3种现象即均匀混浊、沉淀和表面生长（菌膜形成）。观察时，应注意观察液体培养基透明度，管底是否有沉淀，表面是否有菌膜。

半固体培养基：观察细菌在半固体培养基中生长时，应注意观察穿刺线路是否清晰及培养基的混浊程度。若穿刺线路清晰，细菌沿穿刺线生长，培养基透明度无变化，表示细菌无动力，即无鞭毛；若穿刺线路模糊或呈根须状，培养基变混浊，表示细菌有动力，即有鞭毛。

L 型平板：观察 L 型菌落。亦可染色后观察（Diene 染色法）。

四、思考与讨论

菌落形态是细胞表面状况、排列方式、代谢产物、好气性和运动性的反映，一般每种菌在一定条件下的菌落特征是一定的。但环境条件的改变也会引起菌落性状的改变，如培养条件、培养基成分、培养时间等因素的影响，因此，在不同条件下，菌落特征所出现的微小差异不能误认为菌株发生了变异，观察时务必注意。菌落形态大小也受邻近菌落影响。菌落靠得太近，由于营养物有限，有害代谢物的分泌与积累，生长受到抑制。因此，以划线法分离菌种时，相互靠近的菌落较小，分散的菌落较大。

实验八

细菌的生化反应

一、目的要求

1. 了解细菌的各种生理生化反应。
2. 学习利用细菌的生理生化反应进行鉴别。

二、实验原理

不同的细菌具有的酶系统各不相同，对营养物质的利用能力各异，它们在代谢过程中所产生的代谢产物也不同。微生物的生理生化反应是指用化学或生物化学方法检测细菌的代谢产物。生理生化反应可鉴别一些在形态和其他方面不易区分的微生物。因此，微生物生理生化反应是微生物分类鉴定中的重要依据之一。

三、实验内容及方法

(一)对糖的代谢

1. 糖发酵实验如图 1-10 所示。

有些细菌能分解某种糖产生有机酸（如乳酸、醋酸、丙酸等）和气体（如氢气、甲烷、二氧化碳等）；有些细菌只产酸不产气。例如大肠埃希菌能分解乳糖和葡萄糖产酸并产气；伤寒杆菌分解葡萄糖产酸不产气，不能分解乳糖；普通变形杆菌分解葡萄糖产酸产气，不能分解乳糖。发酵培养基含有蛋白胨、指示剂（溴甲酚紫），倒置的德汉氏小管和不同的糖类。当发酵产酸时，溴甲酚紫指示剂可由紫色（pH 6.8）变为黄色（pH 5.2）。气体的产生可由倒置的德汉氏小管中有无气泡来证明。

(1)材料。

菌种：大肠埃希菌、痢疾志贺菌、待检菌斜面各 1 支。

培养基：葡萄糖发酵培养基和乳糖发酵培养基试管各 3 支（内装有倒置的德汉氏小管）。

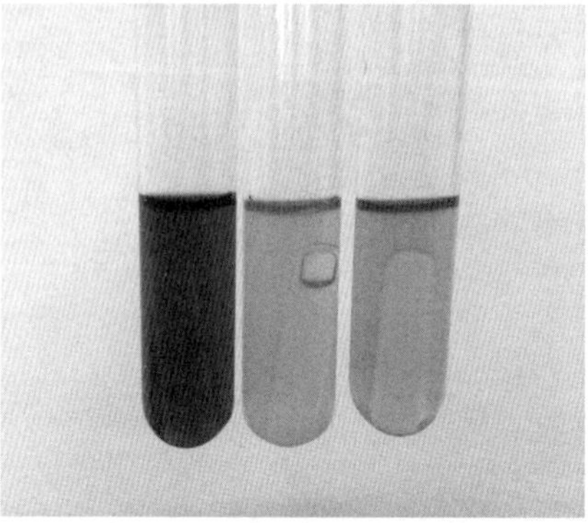

图 1-10 糖发酵试验结果

(2)方法。

用记号笔在各试管外壁上分别标明发酵培养基名称和所接种的细菌菌名。

取葡萄糖发酵培养基试管 3 支,分别接入细菌。另取乳糖发酵培养基试管 3 支,同样接入菌。接种后,轻缓摇动试管,使其均匀,防止倒置的小管进入气泡。

将接种过的试管置 37℃培养箱中培养 24～48 h。

(3)结果记录及分析。

观察各试管颜色变化及德汉氏小管中有无气泡。紫色变为黄色,说明培养基变成了酸性,糖类被分解产酸;培养基不变色说明,糖类没有被分解。倒置的德汉氏小管中有气泡,说明糖类分解时能产生气体;没有气泡,说明不产生气体。

记录实验现象,判断各菌的糖发酵结果。

2. 氧化-发酵试验(O-F 试验)。

又称 Hugh-Ldifson(HL)试验。细菌在分解葡萄糖的过程中,依据对分子氧需求的不同,可将细菌分为不同的代谢类型。必须有氧分子参加的,即仅在有氧的环境中分解葡萄糖,在无氧条件下不分解糖的细菌称为氧化型(O 型);有或无氧分子参与均能分解葡萄糖的细菌为发酵型(F 型);有或无氧分子参与均不分解葡萄糖的细菌成为产碱型。

(1)材料。

菌种:铜绿假单胞菌、大肠埃希菌、待检菌各 1 支。

试剂:葡萄糖氧化发酵管(Hugh-Leifson 培养基)。

(2)方法。

无菌穿刺接种待检菌于 2 支 HL 培养基,其中 1 支培养基滴加无菌的液体石蜡(或其他矿物油),高度不少于 1 cm。将培养基于 35℃培养箱中培养 48 h 或更长。观察现象,判断并解释结果。

(3)结果记录及分析。

分解葡萄糖则培养基变黄色,不分解葡萄糖不变色;2 管均不变色(不产酸)为产碱型或不分解糖型;2 管均变成黄色(产酸)为 F 型;仅不加石蜡管变黄(产酸),加过石蜡的不变色(不产酸)为 O 型。

记录实验现象,判断各菌对葡萄糖的代谢类型。

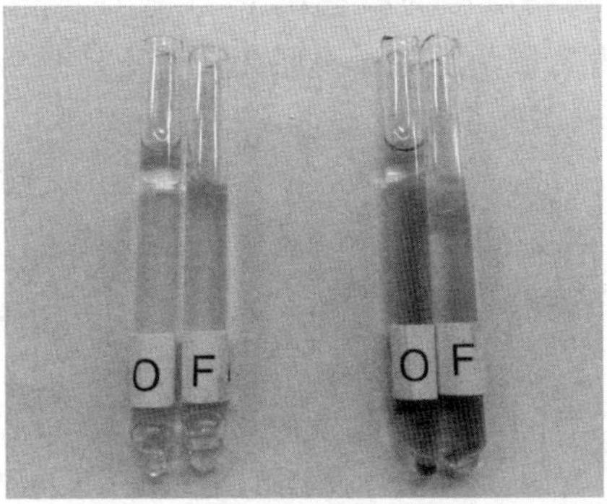

图 1-11 氧化-发酵试验结果

3. 甲基红试验。

甲基红试验是用来检测由葡萄糖产生的有机酸的,如甲酸、乙酸、乳酸等。当细菌代谢糖产生酸时,加入培养基中的甲基红指示剂由橘黄色(pH 6.3)变为红色(pH 4.2),即甲基红反应呈阳性。

(1)材料。

菌种:大肠埃希菌、痢疾志贺菌、待检菌斜面各 1 支。

培养基:葡萄糖蛋白胨培养基试管 3 支。

(2)方法。

无菌接种细菌,35℃培养箱中培养 2 d 后,葡萄糖蛋白胨水培养物内加入甲基红试剂 2 滴,观察现象,判断并解释结果。

(3)结果记录及分析。

培养基变为红色者为阳性,不变色为阴性。

甲基红试剂不要加得太多,以免出现假阳性反应。

记录实验现象,判断各菌的检测结果。

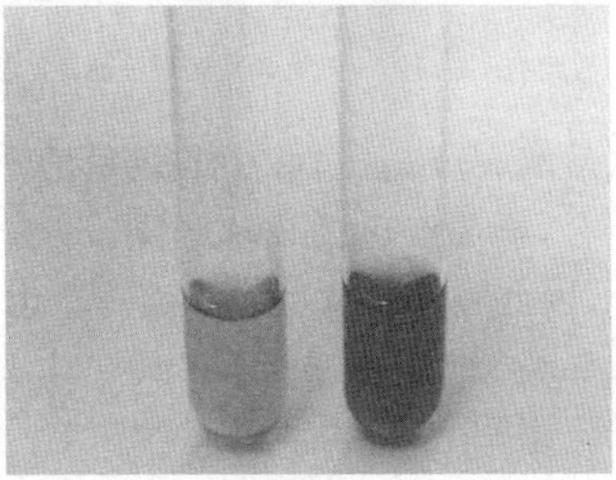

图 1-12 甲基红试验结果

4. V-P 试验。

某些细菌利用葡萄糖产生非酸性或中性产物的能力，如丙酮酸。丙酮酸进行缩合、脱羧生成乙酰甲基甲醇，此化合物在碱性条件下能被空气中的氧气氧化成二乙酰。二乙酰与蛋白胨中精氨酸的胍基作用，生成红色化合物，即 V-P 反应是阳性；不产生红色化合物者为阴性反应。有时为了使反应更为明显，可加入少量含胍基的化合物，如肌酸。

(1)材料。

菌种：大肠埃希菌、痢疾志贺菌、待检菌斜面各 1 支。

培养基：葡萄糖蛋白胨培养基试管 3 支。

(2)方法。

无菌接种细菌培养 2 d 后，将另 1 支葡萄糖蛋白胨水培养物内加入 5～10 滴 40% KOH，然后加入 1 滴的 5%α-萘酚溶液，用力振荡，再放入 37℃培养箱中培养 15～30 min，以加快反应速度。

(3)结果记录及分析。

培养基变为红色者为阳性，不变色为阴性。

记录实验现象，判断各菌的检测结果。

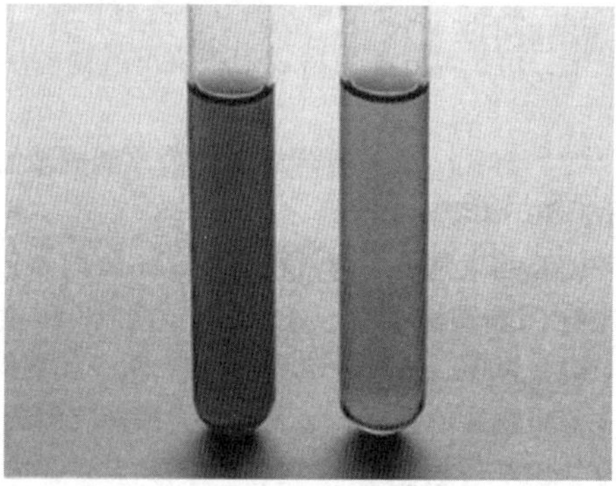

图 1-13 V-P 试验结果

(二)氨基酸的代谢

1. 吲哚试验。

有些细菌能产生色氨酸酶，分解蛋白胨中的色氨酸产生吲哚和丙酮酸。吲哚与对二甲基氨基苯甲醛结合，形成红色的玫瑰吲哚。但并非所有微生物都具有分解色氨酸产生吲哚的能力，因此吲哚试验可以作为一个生物化学检测的指标。

(1)材料。

菌种：大肠埃希菌、痢疾志贺菌、待检菌斜面各 1 支。

培养基：蛋白胨培养基试管 3 支。

(2)方法。

无菌接种细菌，培养 2 d 后的蛋白胨水培养基内加 3～4 滴乙醚，摇动数次，静置 1～3 min，待乙醚上升后，沿试管壁徐徐加入 2 滴吲哚试剂。

(3)结果记录及分析。

在乙醚和培养物之间产生红色环状物为阳性反应；没有红色环的为阴性。

记录实验现象，判断各菌的检测结果。

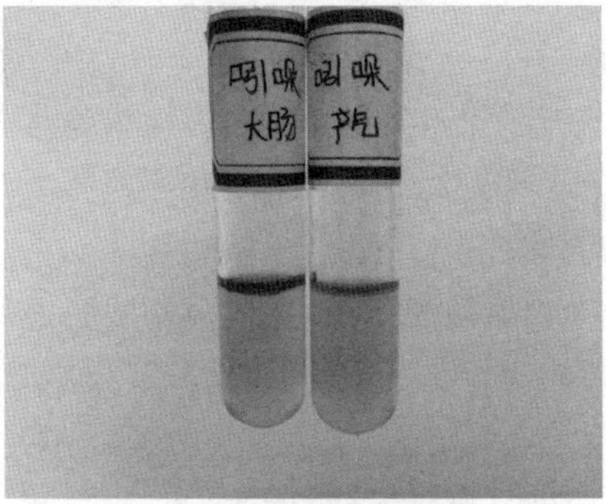

图 1-14 吲哚试验结果

2. 氨基酸脱羧酶试验。

具有氨基酸脱羧酶的细菌，能分解氨基酸生成胺（如：鸟氨酸→腐胺，精氨酸→精胺，赖胺酸→尸胺）和 CO_2，培养基变碱，指示剂变色（溴甲酚紫由黄变紫，溴麝香草酚蓝由绿变蓝）。而对照管不含氨基酸，分解葡萄糖产酸使培养基变黄色。

(1)材料。

菌种：变形杆菌、产气肠杆菌、待检菌各 1 支。

培养基：氨基酸培养基、对照培养基。

(2)方法。

将菌种分别接种于鸟氨酸培养基和对照培养基中，并加入无菌液体石蜡，37℃培养箱中培养 18～24 h 观察结果。

(3)结果记录及分析。

观察测定管和对照管的颜色变化，如表 1-8 所示。判断氨基酸脱羧酶的试验结果，如图 1-15 所示。

表 1-8 氨基酸脱羧酶的结果判断标准

对照管	测定管	结果
黄	黄	阴性
黄	紫	阳性
紫		试验无意义

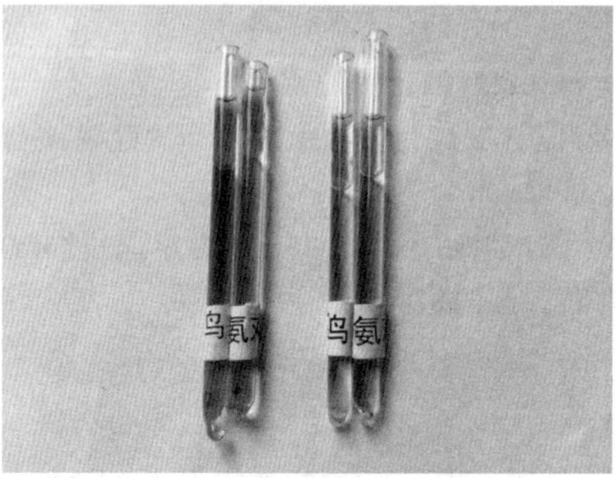

图 1-15 氨基酸脱羧酶试验结果

3. 苯丙氨酸脱氨酶实验。

某些细菌可在产生苯丙氨酸脱氨酶，使苯丙氨酸脱去氨基，形成苯丙酮酸，加入 $FeCl_3$ 后产生绿色反应。

(1)材料。

菌种：变形杆菌、产气肠杆菌、待检菌各 1 支。

培养基：苯丙氨酸培养基。

(2)方法。

将菌分别接种至苯丙氨酸培养基，37℃培养箱中培养 18～24 h，滴加 10% $FeCl_3$ 1～2 滴。

(3)结果记录及分析。

观察结果前沿着管壁缓慢加入 2～3 滴 $FeCl_3$ 溶液，立即出现绿色者为阳性。(应立即观察结果，延长反应时间会引起褪色。)如图 1-16 所示。

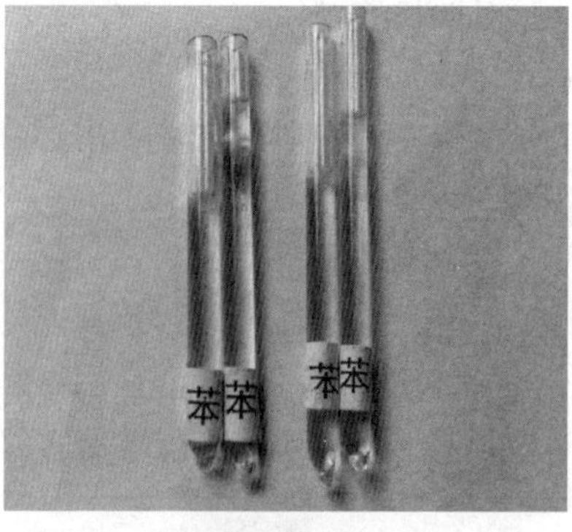

图 1-16 苯丙氨酸脱氨酶试验结果

记录实验现象，判断各菌的检测结果。

4. 硫化氢试验。

硫化氢试验是检测硫化氢的产生，也是用于肠道细菌检查的常用生化试验。

有些细菌能分解含硫的有机物，如胱氨酸、半胱氨酸、甲硫氨酸等产生硫化氢，硫化氢一遇培养基中的铅盐或铁盐等，就形成黑色的硫化铅或硫化铁沉淀物。

(1)材料。

菌种：大肠埃希菌、痢疾杆菌、待检菌斜面各 1 支。

培养基：醋酸铅培养基试管 3 支。

(2)方法。

无菌穿刺接种细菌，置 37℃ 培养箱中培养 48 h，观察结果。

(3)结果记录及分析。

有黑色硫化铅的产生为阳性，无黑色产生为阴性。

记录实验现象，判断各菌的检测结果如图 1-17 所示。

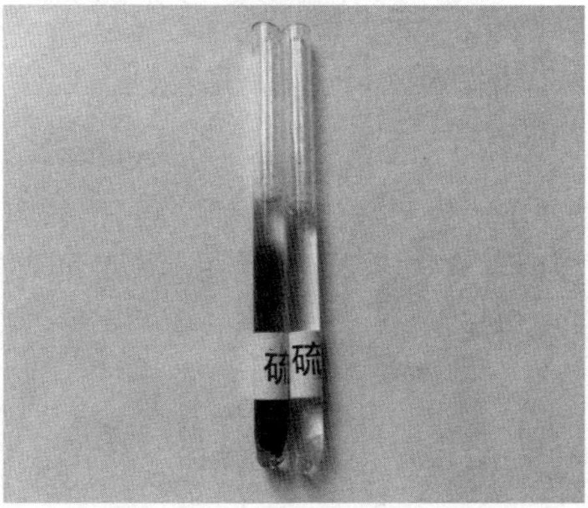

图 1-17　硫化氢试验结果

(三)其他物质的代谢

1. 柠檬酸盐实验。

有些细菌能够利用柠檬酸钠作为碳源，如产气肠杆菌；而另一些细菌则不能利用柠檬酸盐，如大肠埃希菌。细菌在分解柠檬酸盐及培养基中的磷酸铵后，产生碱性化合物，使培养基的 pH 升高，当加入 1%溴麝香草酚蓝指示剂时，培养基就会由绿色变为深蓝色。溴麝香草酚蓝的指示范围为：pH 小于 6.0 时呈黄色，pH 在 6.0～7.0 时为绿色，pH 大于 7.6 时呈蓝色。

(1)材料。

菌种：大肠埃希菌、产气肠杆菌、待检菌斜面各 1 支。

培养基：柠檬酸盐斜面培养基试管 3 支。

(2)方法。

无菌接种细菌，培养 48 h，观察柠檬酸盐斜面培养基上有无细菌生长和是否变色。

(3)结果记录及分析。

斜面培养基上有细菌生长,培养基蓝色为阳性;有细菌生长,培养基绿色为阴性。

记录实验现象,判断各菌的检测结果如图 1-18 所示。

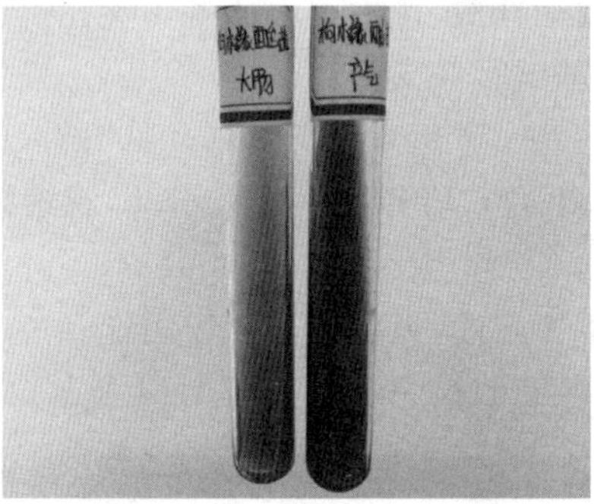

图 1-18 枸橼酸盐利用试验结果

2. 硝酸盐还原实验。

某些细菌能还原培养基中的硝酸盐生成亚硝酸盐、氨和氮等。亚硝酸盐与醋酸作用生成亚硝酸,亚硝酸与对氨基苯磺酸作用生成重氮苯磺酸,后者与 α-萘酚结合为红色的 N-α-萘胺偶氮苯磺酸。

(1)材料。

菌种:大肠埃希菌、产气肠杆菌、待检菌斜面各 1 支。

培养基:硝酸盐培养基试管 3 支。

(2)方法。

将菌接种至硝酸盐培养基,培养 1～4 d,每天吸取培养液 0.5～1 mL,加入硝酸盐还原剂(甲液和乙液等量混合)0.1 mL 观察结果。

(3)结果记录及分析。

立刻或于 10 min 内呈红色者为阳性,不变色者阴性。

记录实验现象,判断各菌的检测结果如图 1-19 所示。

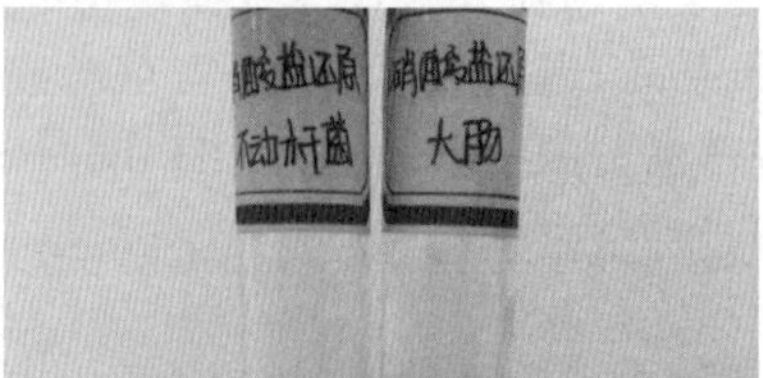

图 1-19 硝酸盐还原试验结果

3. 明胶水解试验。

微生物可以利用各种蛋白质和氨基酸作为氮源外，当缺乏糖类物质时，亦可用它们作为碳源和能源。明胶是由胶原蛋白经水解产生的蛋白质，在25℃以下可维持凝胶状态，以固体形式存在。而在25℃以上明胶就会液化。有些微生物可产生一种称作明胶酶的胞外酶，水解这种蛋白质，而使明胶液化，甚至在4℃仍能保持液化状态。

(1)材料。

菌种：大肠埃希菌、枯草芽胞杆菌、待检菌斜面各1支。

培养基：明胶培养基试管3支。

(2)方法。

用接种针分别穿刺接种待检菌，37℃培养箱中培养1 d后置4℃冰箱中。观察明胶液化情况。

(3)结果记录及分析。

上层培养基液化(典型的为漏斗状)的为阳性；没有液体产生的为阴性。

记录实验现象，判断各菌的检测结果如图1-20所示。

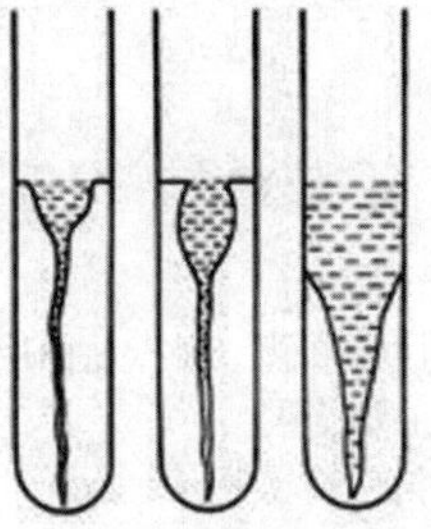

图 1-20 明胶液化示意图

(四)酶的检测

1. 氧化酶试验。

氧化酶(细胞色素氧化酶)是细胞色素呼吸酶系统的最终呼吸酶。具有氧化酶的细菌，首先使细胞色素C氧化，再由氧化型细胞色素C将盐酸二甲基对苯二胺或盐酸四甲基对苯二胺氧化成红色或蓝色的醌类化合物。主要用于肠杆菌科细菌和假单胞菌的鉴别，前者为阳性，后者为阴性。奈瑟菌属、莫拉菌属细菌也呈阳性反应。

某些细菌(如脑膜炎奈瑟菌、铜绿假单胞菌等)具有氧化酶，能将盐酸二甲基对苯二胺或盐酸四甲基对苯二胺氧化成紫红色的醌类化合物。

(1)材料。

菌种：大肠埃希菌、铜绿假单胞菌、待检菌各1支。

试剂：氧化酶试剂。

(2)方法。

用滤纸条蘸取被检菌落，用滴管吸取氧化酶试剂，滴加于滤纸条菌落上。

(3)结果记录及分析。

阳性者立即出现红色或蓝色，继而逐渐加深；阴性不变色。

记录各菌氧化酶试验结果。

2. 触酶(过氧化氢酶)试验。

某些细菌具有过氧化氢酶，能分解过氧化氢产生水，并释放出初生态氧，生成氧分子而出现气泡。

(1) 材料。

菌种：金黄色葡萄球菌、大肠埃希菌、待检菌各 1 支。

(2)方法。

无菌挑取固体培养基上的待检菌落，置于洁净玻片上，滴加 3%过氧化氢溶液数滴，立刻观察有无气泡产生。注意挑取血培养基上的菌落时不要碰到血培养基。

(3)结果记录及分析。

于 10 s 内有大量气泡产生者为阳性，不产生气泡者为阴性。

记录各菌的触酶试验结果。

3. 脲酶实验。

具有脲酶的细菌分解尿素产氨，使整个培养基变碱呈红色。

(1)材料。

菌种：普通变形杆菌、金黄葡萄球菌、待检菌斜面各 1 支。

培养基：尿素培养基斜面 3 支。

(2)方法。

无菌接种普通变形杆菌和金黄色葡萄球菌，置 35℃恒温下，培养箱中培养 24～48 h。观察培养基颜色变化。

(3)结果记录及分析。

培养基红色，脲酶实验阳性；培养基不变色，脲酶实验阴性。

记录实验现象，判断各菌的检测结果如图 1-21 所示。

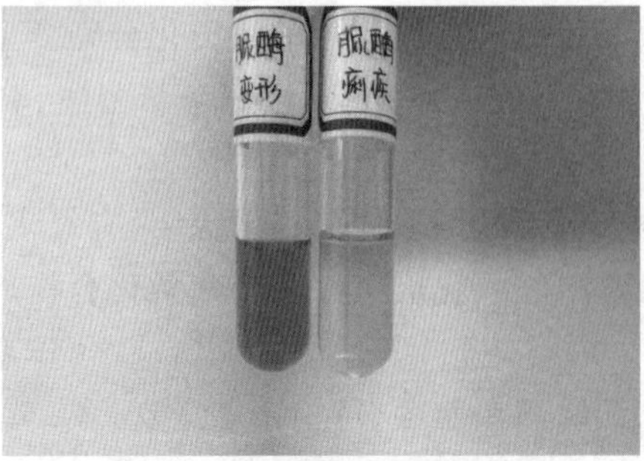

图 1-21 尿素酶试验结果

(五)复合试验

1. KIA(克氏双糖铁高层斜面)。

克氏双糖铁(KIA)斜面培养基,用酚红作指示剂,在酸性时呈黄色,碱性时呈红色,培养基中葡萄糖含量仅为乳糖或蔗糖的1/10,若细菌只分解葡萄糖而不分解乳糖,分解葡萄糖产酸使pH值降低,因此斜面和底层均先呈黄色,但因葡萄糖量较少,所生成的少量酸可因接触空气而氧化,并因细菌生长繁殖利用含氮物质生成碱性化合物中和,使斜面部分又变成红色;底层由于缺氧状态,细菌分解葡萄糖所产生的酸类一时不被氧化而仍保持黄色。若细菌分解葡萄糖、乳糖产酸产气,使斜面与底层均呈黄色,且有气泡。细菌分解氨基酸产生 H_2S,则与硫化亚铁作用生成黑色的硫化铁,使培养基变黑。

(1)材料。

菌种:大肠埃希菌、伤寒沙门菌、待检菌各1支。

试剂:KIA斜面。

(2)方法。

接种针无菌挑取少量待检菌,先在KIA培养基底层穿刺,距管底3~5 mm为止;然后上提接种针,从斜面底部向上划一条直线,然后由斜面底部向上做蜿蜒划线。

37℃培养箱中培养18~24 h。

(3)结果记录及分析。

结果分析:

①斜面、底层均呈黄色且有气泡,说明发酵葡萄糖和乳糖产酸产气,记为:A/A产气;

②斜面红色、底层黄色,说明该菌只发酵葡萄糖不发酵乳糖,记为:K/A;

③培养基变黑,说明该菌能产生 H_2S,记为:$H_2S(+)$。

记录各菌的KIA试验结果如图1-22所示。

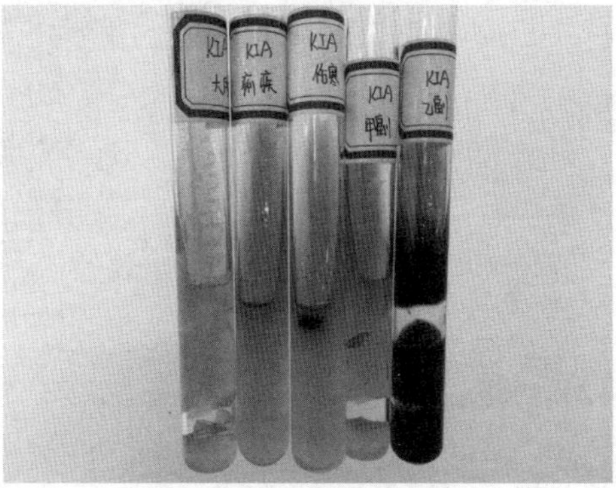

图1-22 KIA试验结果

2. MIU(动力、吲哚、脲酶)复合试验。

培养基为含尿素、蛋白胨成分的半固体培养基,指示剂为酚红。具有色氨酸酶的细菌能分解蛋白胨中的色氨酸产生吲哚,加入吲哚试剂后,培养基上层的吲哚试剂会变红;具有脲酶的细菌能分解尿素产氨,使整个培养基变碱呈红色;有动力的细菌沿穿刺线路扩散生长。

(1)材料。

菌种:大肠埃希菌、伤寒沙门菌、待检菌各1支。

试剂:MIU 培养基、吲哚试剂。

(2)方法。

接种针无菌挑取少量待检菌,于 MIU 培养基的中心处向下垂直穿刺,直至试管底部上方 5 mm 左右(不能穿刺管底),接种后的接种针沿原穿刺线路退出,37℃培养箱中培养 18～24 h,观察动力和脲酶反应后,再滴加吲哚试剂。

滴加吲哚试剂时需沿管壁徐徐滴入,稍待片刻即观察液面上是否出现红色化合物,随时间的推移,红色化合物会扩散以至不清晰。

(3)结果记录及分析。

按动力、脲酶、吲哚顺序记录各菌的 MIU 试验结果。

四、思考与讨论

细菌生化反应的实验结果受诸多因素影响,如氧气、温度、pH 值、营养物质、水等影响细菌生长的直接因素,另外与细菌接种量、待检菌的菌龄、培养时间,甚至接种方式也有一定关系。为了避免不可预知的因素、确保试验的可重复性和科学性,一般应该设立阳性和(或)阴性对照组。

实验九

抗菌药物敏感性试验

一、目的要求

1. 掌握纸片琼脂扩散法(K-B 法)的原理、操作方法、结果的判读及临床意义。

2. 了解各种稀释法抗生素敏感性试验的原理、操作方法、结果判读和临床意义。

3. 掌握纸片扩散法的质量控制,了解稀释法的质量控制。

二、实验原理

抗菌药物一般指具有杀菌或抑菌活性的药物,包括β-内酰胺类(青霉素类、头孢菌素类、头孢霉素类、亚胺硫霉素、单环内酰胺类及β-内酰胺酶抑制剂)、氨基糖苷类、大环内酯类、林可霉素类、四环素类,以及磺胺类、咪唑类、硝基咪唑类、喹诺酮类等。细菌引起的感染用某种抗菌药物常用推荐剂量通过恰当治疗可达到治疗目的称为敏感;常规剂量药物在组织内或血液中达到的浓度不能抑制细菌的生长,称为耐药。

目前临床微生物实验室主要通过体外药敏试验来预测细菌耐药。体外试验敏感和耐药的标准,是由所谓的折点来界定的,折点是细菌耐药的机制、抗菌药物的药动学和药效学、临床的相关性做出的规定,CLSI/NCCLS 不断根据临床的资料更新折点的界定。体外药敏试验测定的是药物对病原体的最低抑菌浓度(Minimum Inhibitory Concentration,MIC)或抑菌圈直径,药敏试验的折点遵照每年最新公布的 CLSI 标准进行。

常用的药敏试验方法有:纸片琼脂扩散法(K-B 法)、稀释法、E 试验等。

纸片琼脂扩散法(K-B 法):含有定量抗菌药物的纸片贴在已接种细菌的琼脂平板上,纸片中所含的药物吸取琼脂中的水分溶解后,便不断地向纸片周围区域扩散,形成递减的梯度浓度。在纸片周围抑菌浓度范围内的细菌的生长被抑制,形成透明的抑菌圈。抑菌圈的大小反映了细菌对药物的敏感程度,并与该药对细菌的 MIC 正负相关,即抑菌圈愈大,MIC 愈小。

液体稀释法是用水解酪蛋白(MH)培养基将抗生素作不同浓度的稀释,然后接种待测细菌，定量测定抗菌药物对被测菌的 MIC。

E 试验是一种结合稀释法和扩散法原理对微生物药敏试验直接定量的技术。E 试条是一条 5 mm×50 mm 无孔试剂载体，一面固定有一系列预先制备的浓度呈连续指数增长稀释抗菌药物，另一面有读数和判别的刻度。抗菌药物的梯度可覆盖有 20 个 MIC 对倍稀释浓度的宽度范围。将 E 试条放在细菌接种过的琼脂平板上，经孵育过夜，围绕试条明显可见椭圆形抑菌圈，圈的边缘与试条交点的刻度浓度即为抗菌药物抑制细菌的最小抑菌浓度，对照 CLSI 标准判断其敏感、耐药、中介。如图 1-23 所示。

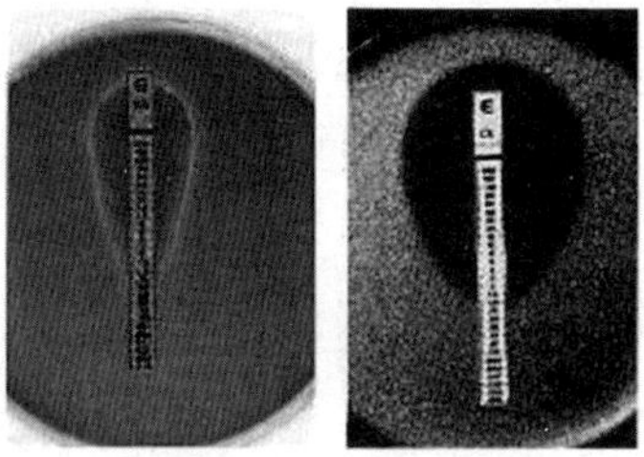

(a) (b)

图 1-23 E 试验结果

三、实验内容及方法

(一)纸片扩散法(Kirby-Bauer 法)

1. 材料。

菌种：金黄色葡萄球菌 ATCC 25923、大肠埃希菌 ATCC 25922、铜绿假单胞菌 ATCC 27853、待检菌各 1 支。

培养基：水解酪蛋白琼脂(MH 琼脂)。

抗菌药物纸片：红霉素(红)、氯洁霉素(洁)、氯霉素(氯)、痢特灵(痢)、复方新诺明(复)、多黏菌素(多)、麦迪霉素(麦)、先锋必素(必)、头孢呋肟(西)、新霉素(新)、菌必治(菌)、先锋霉素 IV(IV)、先锋霉素 VI(VI)、先锋霉素 V(V)、卡那霉素(卡)、丁胺卡那霉素(丁)、庆大霉素(庆)、青霉素(青)、苯唑青霉素(苯)、羧苄青霉素(羧)、氨苄青霉素(氨)、氧哌嗪青霉素(氧)、强力霉素(强)、万古霉素(万)、四环素(四)、氟哌酸(氟)、氧氟沙星(氟嗪酸)(嗪)、丙氟哌酸(环)、复达欣(达)、奥复星(奥)、美满霉素(满)、利福平(利)等。

2. 方法。

2 人/组，甲做金葡，乙做大肠，每菌随机做 2 纸片(两种药)。

(1)菌悬液制备：挑取孵育 16～24 h 的血平板上数个菌落置于生理盐水管中，

校正浓度至0.5麦氏标准。

(2)用无菌棉签浸入细菌悬液中,将棉签在试管壁上轻轻挤压以挤去过多的菌液,用棉签以连续划线的方式均匀涂抹琼脂平板表面3次(每次转60℃)使菌液均匀分布,最后沿平板内缘涂抹一周。盖上皿盖,放置5 min。

(3)用无菌镊子将抗菌纸片粘贴于M-H琼脂的表面,一旦纸片贴上,不能移动;各抗菌纸片中心距离应大于24 mm,纸片距平板内缘应大于15 mm。

(4)37℃孵育16～18 h。

(5)观察结果。

3.结果记录及分析。

(1)量取并记录抑菌圈直径:抑菌圈直径包含纸片宽度;若抑菌圈为椭圆的话,计算长与宽的平均值。

(2)根据CLSI标准,判定细菌对该抗生素是敏感(S),还是耐药(R),抑或中介(I),并说明判定依据。

(3)标准菌株的抑菌圈应在预期范围圈内。如果超出该范围,须及时查找原因,予以纠正。

(二)琼脂稀释法

1.材料。

菌种:金黄色葡萄球菌ATCC 25923、大肠埃希菌ATCC 25922、铜绿假单胞菌ATCC 27853、待检菌各1支。

培养基:水解酪蛋白琼脂。

其他:待测抗菌药物等。

2.方法。

(1)抗菌药物的配制:原液配制好后用过滤法除菌,小量分装备用。根据需要进行稀释。琼脂稀释法常用的原液浓度一般为5120 μg/mL。

(2)含药琼脂的制备:分别取2 mL不同稀释度的抗菌药,加入一系列已做好标记、内径为90 mm的平板内,再取融化后已在50℃水浴中平衡0.5 h的M-H琼脂18 mL加进平板内,边加边摇晃平板,使药物和培养基充分混匀。

(3)接种:平板凝固后,逐个接入待检菌。可在平板上划定区域后用1～2 μL定量接种;环进行接种,接种后所形成的菌液圈直径约5～8 mm。接种时应先接种含药浓度低的平板,然后接种浓度高的平板,最后接种不含抗菌药物的生长对照平板,以检查整个实验过程中测试菌的存活状态。每个琼脂平板应同时接种标准菌株。

(4)孵育:待接种点菌液干后,平板置37℃孵育16～20 h。

(5)观察结果。

3. 结果记录及分析。

(1)观察细菌生长情况,完全抑制菌落生长的最低药物浓度为该药对检测菌的MIC。单一菌落生长可忽略不计。

(2)根据 CLSI 标准,判定细菌对该抗生素是敏感(S),还是耐药(R),抑或中介(I)。

(三)液体稀释法

1. 材料。

菌种:金黄色葡萄球菌 ATCC 25923、大肠埃希菌 ATCC 25922、铜绿假单胞菌 ATCC 27853、待检菌各 1 支。

培养基:水解酪蛋白(MH 肉汤)。

其他:待测抗菌药物等。

2. 方法。

(1)抗菌药物稀释:用 MH 肉汤稀释抗菌药物原液至待测最高浓度。除每排的第一支试管外,每支试管内加 MH 肉汤 2 mL。每排的第 1、2 管分别加入 2 mL 抗药物稀释液,依次对倍稀释至 13 管,各管中抗菌药物的终浓度依次为 128,64,32,16,8,4,2,1,0.5,0.25,0.12,0.06 和 0.03 μg/mL。另取 3 支试管,分别标记上"肉汤对照""测试菌生长对照"和"质控菌生长对照"对照等。

(2)测试菌和质控标准菌的准备:增菌培养同 K-B 法,生长后的菌液用 3~5 mL生理盐水校正浓度至 0.5 麦氏比浊标准,再用 MH 肉汤 1∶10 稀释,使含菌量达到 10^7 CFU/mL。

(3)用微量加样器取 0.1 mL 稀释菌液由低药物浓度向高药物浓度加于各排试管中,其最终细菌接种量为 5×10^5 CFU/mL。加样时加样器吸头必须插到管内液面下加菌并注意避免与管内壁接触。加好菌液后的试管应避免晃动。

(4)37℃孵育 16~20 h。

(5)观察结果。

3. 结果记录及分析。

(1)记录细菌生长情况如表 1-9 所示。

表 1-9 液体稀释法测定菌对××抗生素的 MIC

序号	1	2	3	4	5	6	7	8	9	10	11	12	13
药物工作浓度													
细菌生长状况													

(2)准确判断 MIC。

(3)根据 CLSI 标准,判定细菌对该抗生素是敏感(S),还是耐药(R),抑或中介(I)。

(四)微量稀释法

1.材料。

菌种:金黄色葡萄球菌 ATCC 25923、大肠埃希菌 ATCC 25922、铜绿假单胞菌 ATCC 27853、待检菌各 1 支。

培养基:水解酪蛋白(MH 肉汤)。

待测抗菌药物抗生素 1 用于大肠埃希菌 512 mg/mL,抗生素 2 用于金黄色葡萄球菌 512 mg/mL。

2.方法。

(1)稀释抗生素:取无菌 EP 管 11 管,编号;每管加 200 mL MH 肉汤;第 1 管加 200 mL 原液,混匀后吸取 200 mL 至第 2 管,余次类推;使成 2 倍稀释系列浓度。

(2)在无菌聚苯乙烯 U 型微量板上做标记。

(3)用微量加样器在微量板第 12 孔内加 100 mL MH 肉汤。然后按照从低浓度的顺序从第 11 孔到第 1 孔依次加入 100 mL 稀释的药液。

(4)制备菌悬液,用生理盐水将菌液校正到 0.5 麦氏比浊标准,再用 MH 肉汤稀释 1:100,使含菌量为 10^6 CFU/mL。

(5)微量板上从第 12 孔到第 1 孔依次每孔加 100 mL 菌液,混匀,加盖并用胶纸密封以减少孵育过程中的蒸发。

(6)置湿盒内于 37℃孵育 16~20 h。

(7)观察结果。

3.结果记录及分析。

(1)记录各实验孔细菌生长情况如表 1-10 所示。

表 1-10　微量液体稀释法测定菌对××抗生素的 MIC

孔号	1	2	3	4	5	6	7	8	9	10	11	12
药物工作浓度												
细菌生长状况												

(2)准确判断 MIC。

(3)根据 CLSI 标准,分析细菌对该抗生素是敏感(S),还是耐药(R),抑或中介(I),并说明判定依据。

四、思考与讨论

影响药敏结果的因素有哪些?

基本技能过关考核项目记录卡

基本操作	考核等次	验收人	生化反应结果判定	考核等次	验收人
配培养基/摆斜面/倒平板			糖发酵		
高压灭菌			O-F 试验		
过滤除菌			甲基红		
分区划线接种			V-P		
棉签划线接种			吲哚		
斜面接种			氨基酸脱羧酶		
穿刺接种			苯丙氨酸脱氨酶		
固体培养物接种到液体			硫化氢		
菌悬液接种到液体			柠檬酸盐		
L 棒涂布接种			硝酸盐还原		
细菌涂片制备			脲酶		
革兰染色			KIA		
油镜的使用			MIU		

第二部分
综合性实验

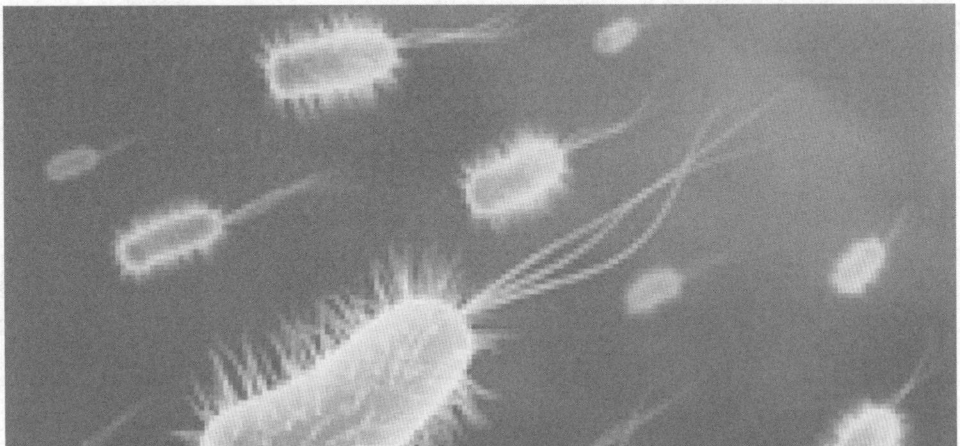

实验一

临床常见球菌的分离培养及鉴定

一、目的要求

1. 掌握葡萄球菌、链球菌、肠球菌、脑膜炎球菌、淋球菌的分离培养和鉴定方法。

2. 熟悉葡萄球菌、链球菌、肠球菌、脑膜炎球菌、淋球菌的菌落特点、菌体形态及染色性。

二、实验原理

1. 临床常见需氧 G^+ 球菌的鉴定流程如图 2-1 所示。

2. 需氧 G^+ 球菌的属间鉴别。

葡萄球菌属与链球菌的区别：葡萄球菌属触酶实验为阳性，而链球菌阴性；菌体形态链球菌小于葡萄球菌，呈成双和链状排列的卵圆形的革兰阳性球菌。

葡萄球菌属与微球菌的区别：触酶实验同为阳性，但微球菌的菌体呈四联状，要大于葡萄球菌，微球菌葡萄糖氧化发酵实验为氧化型；而葡萄球菌为发酵型。另外呋喃唑酮（即痢特灵 50 μg/片）敏感实验微球菌为耐药，而金黄色葡萄球菌为敏感。

3. 葡萄球菌属的种间鉴定。

（1）色素：金黄色葡萄球菌在血平板上呈金黄色，柠檬色或者淡黄色，而其他葡萄球菌则在血平板上菌落大多数为白色，也有部分为柠檬色或深黄色。

（2）溶血毒素：金黄色葡萄球菌完全溶血，其他葡萄球菌大多数不溶血，表皮葡萄球菌有极少能产生溶血毒素。

（3）血浆凝固酶实验：金黄色葡萄球菌阳性，其他葡萄球菌阴性。

（4）新生霉素敏感实验：金黄色葡萄球菌、表皮葡萄球菌对新生霉素纸片（5 μg/片）敏感；而腐生葡萄球菌，微球菌则对之耐药。抑菌环直径＞16 mm 即为新生霉素敏感。

（5）甘露醇氧化发酵实验：金黄色葡萄球菌在需氧和厌氧的条件下都能利用甘露醇（即两管都变黄色）；其他葡萄球菌需氧部分产酸，厌氧条件下不利用甘露醇（即没加石蜡管有部分会变黄色，加石蜡管不变黄色）。

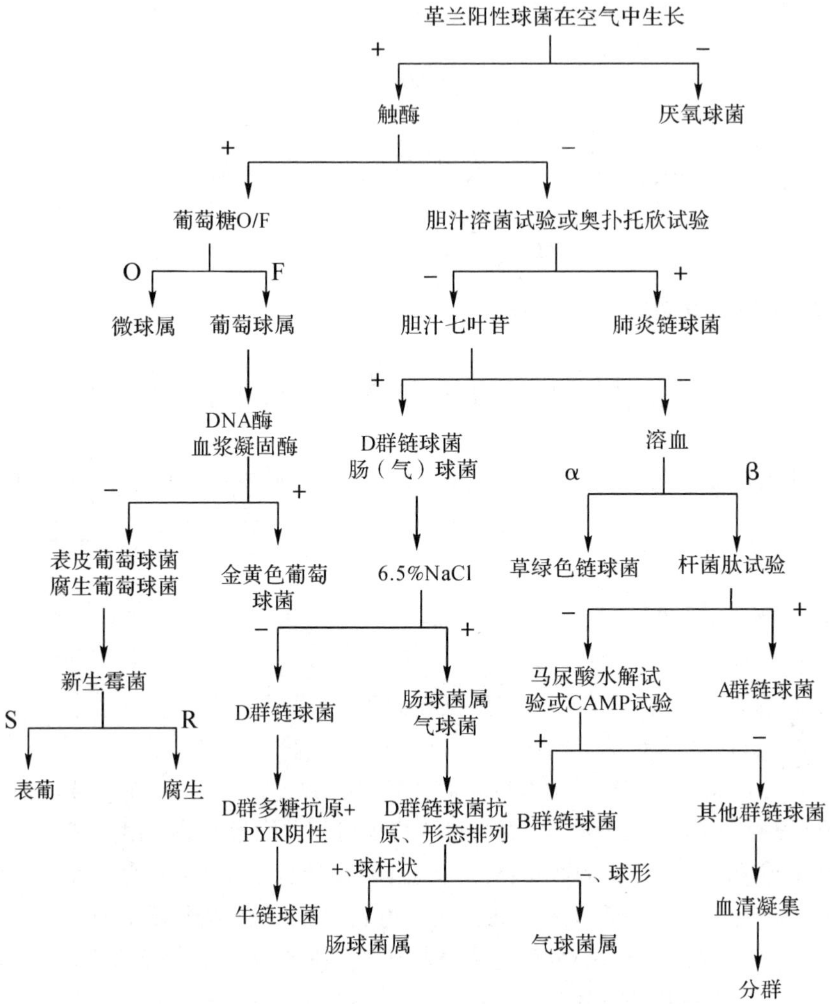

图 2-1　临床常见需氧 G^{+} 球菌的鉴定流程

4. 链球菌属的种间鉴定。

(1)乙型溶血链球菌的鉴定。

对杆菌肽(0.04 U/片)(抑菌圈直径≥10 mm)敏感:A 群链球菌(主要为化脓性链球菌)。

对杆菌肽不敏感,胆汁七叶苷实验阴性,但马尿酸钠水解实验、CAMP 实验阳性:B 群链球菌(主要为无乳链球菌)。

对杆菌肽不敏感,胆汁七叶苷实验阴性,马尿酸钠水解实验阴性,CAMP 实验阴性:主要为马链球菌、类马链球菌、兽疫链球菌;对三者的区别实验要加做海藻糖和山梨醇实验。

CAMP 实验:将能产生 β-溶血的金黄色葡萄球菌在血平板上划一横线接种,

再将待鉴定菌于金黄色葡萄球菌 3 mm 处垂直种一短线，若在有 CO_2 条件下培养 5～6 h，或无 CO_2 条件下培养 18～24 h，在两细菌连接处出现一个半月形的加强溶血区即为 CAMP 实验呈阳性。

(2)甲型溶血链球菌的鉴定。

草绿色链球菌：对杆菌肽敏感，对奥普托欣(Optochin)不敏感，胆汁溶菌实验阴性，胆汁七叶苷实验阴性，在高盐中不生长。主要有变异链球菌、轻型链球菌、血链球菌、唾液链球菌等。

肺炎链球菌：菌体呈矛头状，成双排列，钝端相对，尖端相背，较葡萄球菌小，比其他链球菌略大；在血平板上菌落细小、圆形、表面光滑、灰白色、半透明，开始时菌落呈扁平状，以后中心塌陷，呈脐窝状。与草绿色链球菌的主要区别是胆汁溶菌实验阳性，对奥普托欣(Optochin)敏感。奥普托欣(Optochin)含量为 5 μg/片，抑菌环＞18 mm 为敏感，＜15 mm 为不敏感，15～18 mm 应重复实验。

(3)肠球菌(D 群链球菌)的鉴定。

溶血不定，主要是 α-、γ-溶血；对杆菌肽不敏感，但其特异性实验是胆汁七叶苷实验阳性；若能在 6.5% NaCl 的心浸液肉汤中生长即为 D 群肠球菌，不能生长为 D 群非肠球菌。

5. 临床常见需氧 G^- 球菌的鉴定流程如图 2-2 所示。

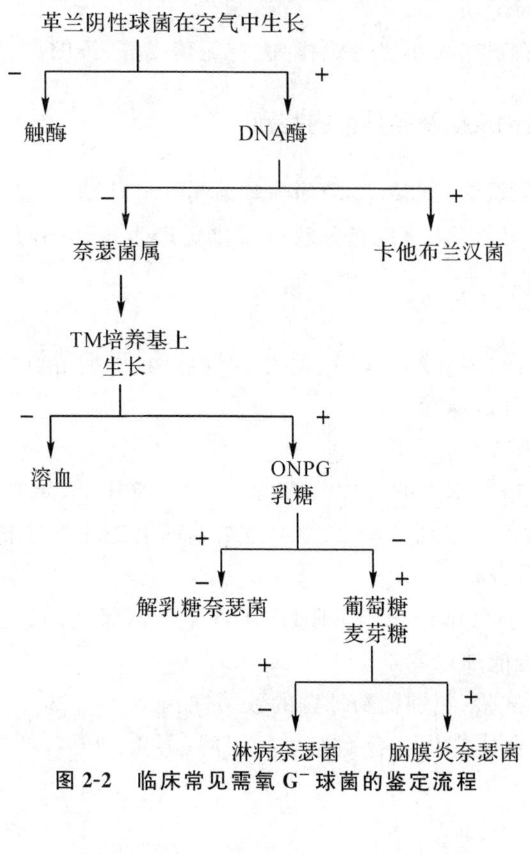

图 2-2 临床常见需氧 G^- 球菌的鉴定流程

三、实验内容及方法

(一)临床常见球菌的形态观察

1. 葡萄球菌、链球菌、肠球菌、脑膜炎球菌、淋球菌的菌落形态观察。
(1)材料。
葡萄球菌、链球菌、肠球菌、脑膜炎球菌、淋球菌的纯培养。
(2)实验方法。
观察各菌在培养基上的生长,包括菌落大小、形态、产色素、溶血等特征。
(3)结果记录及分析。
准确描述各菌菌落形态,并加以比较。
2. 葡萄球菌、链球菌、肠球菌、淋球菌的菌体形态观察。
(1)材料。
葡萄球菌、链球菌、肠球菌、淋球菌纯培养物;革兰染色试剂;显微镜;等等。
(2)方法。
挑取典型菌落分别制备涂片,自然干燥后固定,革兰染色,油镜镜检。
(3)结果记录及分析。
观察各菌的染色性、大小、形态、排列、有无荚膜等,绘图。

(二)常用的生化反应及各种菌的鉴别

1. 触酶(过氧化氢酶)试验(鉴别葡萄球菌属和链球菌属)。

某些细菌具有过氧化氢酶,能分解过氧化氢产生水,并释放出初生态氧,生成氧分子而出现气泡。

(1)菌种。

金黄色葡萄球菌、表皮葡萄球菌、腐生葡萄球菌、甲型溶血性链球菌、乙型链球菌、肺炎链球菌、无乳链球菌。

(2)方法。

无菌挑取固体培养基上的待检菌落,置于洁净玻片上,滴加3%过氧化氢溶液数滴,立刻观察有无气泡产生。注意挑取血培养基上的菌落时不要碰到血培养基。

(3)结果记录及分析。

于10 s内有大量气泡产生者为阳性,不产生气泡者为阴性。记录各菌的触酶试验结果,分析是否能加以鉴别。

2. 血浆凝固酶试验(鉴别葡萄球菌的致病性)。

金黄色葡萄球菌能产生结合型血浆凝固酶(凝聚因子),可使血浆中可溶性的纤维蛋白原变为不溶性的纤维蛋白，附着于细菌表面，在玻片上形成凝块；游离型的血浆凝固酶则可使试管中血浆发生凝固。表皮葡萄球菌和腐生葡萄球菌则不产凝固酶。血浆凝固酶试验常作为鉴定葡萄球菌致病性的主要依据之一。

(1)菌种。

金黄色葡萄球菌、表皮葡萄球菌、腐生葡萄球菌。

(2) 方法。

玻片法测结合型凝固酶：取 1 滴用 EDTA 抗凝的兔血浆于洁净玻片的一端，另一端加 1 滴生理盐水作为对照。用接种环挑取待检菌置于生理盐水中，混匀使成菌悬液；然后取 1 环菌悬液加入血浆中混匀，10 s 内观察结果(超过 10s 可能会出现假阳性)。

试管法测游离型凝固酶：取 3 支 Φ10×100 mm 试管，各加 0.5 mL 新鲜兔血浆(EDTA 抗凝)，在其中 1 支试管中加 3～5 个待检菌菌落，充分碾磨混匀使菌悬液呈牛奶样浑浊，另 2 支试管中分别加凝固酶阳性的金黄色葡萄球菌菌株和凝固酶阴性的表皮葡萄球菌菌株作对照，置 35℃大气环境中 4 h，观察结果。

(3) 结果记录及分析。

玻片法：血浆中出现明显的细菌凝块而对照的生理盐水中不出现凝块的为血浆凝固酶阳性；两者都不出现细菌凝块的为阴性。生理盐水中如果出现凝块，说明待检菌出现自凝。

试管法：若 4 h 内试管中出现明显的纤维蛋白凝块、倾斜试管其中的凝固物不移动，则为阳性；反之，试管内血浆不凝固仍流动的，为阴性。

记录各菌的凝固酶试验结果并加以分析。

3. 甘露醇发酵试验：(鉴别金黄色葡萄球菌)。

致病性葡萄球菌大多能发酵甘露醇产酸，使培养基由紫色变为黄色。

(1)菌种。

金黄色葡萄球菌、表皮葡萄球菌、腐生葡萄球菌。

(2)方法。

将待检菌分别接种至甘露醇发酵管中，35℃培养箱中培养 18～24 h 后观察结果。

(3)结果记录及分析。

培养基浑浊、由紫色变为黄色者为甘露醇发酵试验阳性；仍为紫色者为阴性。

记录各菌的试验结果并加以分析。

4. 杆菌肽敏感试验(用于鉴别 A 族链球菌)。

A 群化脓性链球菌对杆菌肽几乎 100％敏感(杆菌肽 0.04 U/片，抑菌圈直径≥10 mm)，而其他链球菌对杆菌肽通常耐药。故可对 A 群化脓性链球菌进行鉴别。

(1)菌种。

乙型链球菌、无乳链球菌。

(2)方法。

挑取待检菌,密集涂布于血平板上,用无菌镊子夹取杆菌肽纸片贴于新接种的血平板上,35℃培养箱中培养 18～24 h,二氧化碳环境中培养效果更佳。观察结果。

(3)结果记录及分析。

观察纸片周围有无抑菌圈;测量抑菌圈直径。判断待检菌对杆菌肽敏感还是耐药,分析待检菌是 A 群化脓性链球菌的可能性。

5. Optochin 敏感试验(鉴别肺炎链球菌)。

Optochin(乙基氢化羟基奎宁)能干扰肺炎链球菌叶酸合成,抑制该菌的生长,故肺炎链球菌对 Optochin 敏感。

(1)菌种。

甲型溶血性链球菌、肺炎链球菌。

(2)方法。

挑取待检菌,密集涂布于血平板上,用无菌镊子夹取 Optochin 纸片(5 μg/片)贴于新接种的血平板上,35℃,培养 5%二氧化碳环境中培养箱中培养 18～24 h。观察结果。

(3)结果记录及分析。

观察纸片周围有无抑菌圈;测量抑菌圈直径。判断待检菌对 Optochin 敏感还是耐药;分析待检菌是肺炎链球菌的可能性。

6. 胆汁溶菌试验(鉴别肺炎链球菌和甲型溶血性链球菌)。

胆汁或胆盐能活化肺炎链球菌的自溶酶,促进细菌细胞膜破损或菌体裂解而自溶。

(1)菌种。

甲型溶血性链球菌、肺炎链球菌。

(2)方法。

平板法:在血琼脂平板上选择出待检的已培养 18～24 h 的单个草绿色溶血的菌落,观察记录菌落特点,然后于菌落上加一滴 100 g/L 去氧胆酸盐溶液,35℃大气环境中孵育 30 min 后观察结果。

试管法:将甲型链球菌和肺炎链球菌血清肉汤培养液 1 mL 分别加入 2 支试管,再于各管中加入 20 g/L 去氧胆酸钠溶液 0.1 mL,摇匀后置 35℃水浴 30 min 后观察结果。

(3)结果记录及分析。

平板法若菌落消失为阳性,菌落不消失为阴性。试管法若液体由浑浊变透明为阳性,菌悬液仍浑浊为阴性。

记录各菌的试验结果并加以分析。

7. 胆汁七叶苷试验。

培养基中的胆汁对某些细菌有抑制作用，只有既能在胆汁中生长，又能水解七叶苷的细菌才能表现出对七叶苷的水解活性。肠球菌和D群链球菌都能在含有胆盐的培养基中生长并水解七叶苷，生成七叶素，七叶素与培养基中的枸橼酸铁反应形成黑色沉淀，使培养基变黑色。可用于鉴定肠球菌，但不能区分肠球菌和D群链球菌。

(1)菌种。

肠球菌、无乳链菌。

(2)方法。

挑取待检菌，分别接种至胆汁七叶苷培养基中，35℃培养箱中培养18～24 h，观察结果。

(3)结果记录及分析。

细菌生长，且培养基变黑色或棕褐色为阳性，不变色为阴性。记录待检菌的试验结果，分析待检菌是否可能是肠球菌。

四、思考与讨论

1. 如何鉴定金黄色葡萄球菌？
2. 胆汁七叶苷试验不能区分肠球菌和D群链球菌，如何将此两菌进行鉴别？
3. 常见G^-球菌有哪些？如何鉴别？
4. 肺炎链球菌的鉴别要点有哪些？

实验二

肠杆菌科细菌的选择培养和血清学分型鉴定

一、目的要求

1. 掌握肠杆菌科细菌的选择培养。
2. 掌握肠道致病菌与非致病菌的鉴别。
3. 掌握血清学分型鉴定方法。

二、实验原理

1. 肠杆菌科细菌的选择培养。

肠杆菌科细菌包括一大群生物性状相似的革兰阴性无芽胞杆菌，其中部分为致病菌，如沙门菌属、志贺菌属等；而多数为肠道正常菌群，在一定条件下可以致病。一般致病菌不发酵乳糖，条件致病菌中除变形杆菌外均可发酵。

肠道标本一般需接种在肠道菌选择培养基上或先增菌后再分离，分离纯菌后，根据菌落特点，结合革兰染色及氧化酶反应结果做进一步鉴定。肠道标本分离一般选用一个强选择培养基和一个弱选择培养基，强选择培养基有 SS(Salmonella Shigella Agar)、HE(Hektoen Enteric Agar)、XLD(Xylose Lysine Desoxycholate Medium)等，弱选择培养基有麦康凯琼脂(Mac Conkey Agar，Mac)、中国蓝琼脂、伊红亚甲基蓝琼脂(Eosin Methylene Blue，EMB)等。一般接种一个强选择性培养基(如 SS 琼脂)、一个弱选择性培养基(如麦康凯)，37℃培养箱中培养。如表 2-1 所示。

表 2-1　常见肠道培养基的选择原理

	培养基颜色	抑菌剂	鉴别底物/指示剂
SS	淡黄色	胆盐、枸橼酸钠、煌绿抑制	乳糖/中性红
HE	绿色	混合胆盐、硫代硫酸钠、枸橼酸铁铵	乳糖、蔗糖和水杨素等/溴麝香草酚蓝和酸性品红
Mac	红色	胆盐	乳糖/中性红
中国蓝	红色	玫瑰红酸	乳糖/中国蓝、玫瑰红酸
EMB	暗红色	伊红、亚甲蓝	乳糖/伊红，亚甲蓝

2.肠杆菌科细菌的鉴定。

(1)初步鉴定。原则是:①确定肠杆菌科的细菌,应采用葡萄糖氧化—发酵试验及氧化酶试验与弧菌科和非发酵菌加以鉴别;②肠杆菌科细菌的分群,多采用苯丙氨酸脱氨酶和葡萄糖酸盐试验,将肠杆菌科的细菌分为苯丙氨酸脱氨酶阳性、葡萄糖酸盐利用试验阳性和两者均为阴性反应3个类群;③选择生化反应进行属种鉴别。

(2)最后鉴定。肠杆菌科各属细菌的最后鉴定是根据生化反应的结果定属、种,或再用诊断血清做凝集反应才能做出最后判断。

三、实验内容及方法

1.肠杆菌科细菌常见细菌的选择培养。

(1)材料。

菌株:大肠埃希菌、痢疾杆菌、伤寒沙门菌、甲型副伤寒沙门菌、乙型副伤寒沙门菌。

培养基:SS平板、HE平板、Mac平板、中国蓝平板、EMB平板、营养琼脂6种培养基。

(2)方法。

4个人一组化培养基,取6种培养基各5块。

挑取少量菌,用分区划线接种法,将5种菌分别接种在SS平板、HE平板、Mac平板、中国蓝平板、EMB平板、营养琼脂平板上,37℃培养箱中培养18～24 h,观察记录各菌在各个培养基上的生长情况,并加以比较。

(3)结果记录及分析。

观察各菌在各个培养基上的生长情况,记录培养基颜色的变化、菌落形态。整理成表格形式。对各培养基的选择效果加以评价如表2-2所示。

表2-2 肠杆菌科细菌常见的选择培养结果

	营养琼脂	SS	HE	中国蓝	Mac	EMB
大肠						
伤寒						
甲副						
乙副						
痢疾						

2.肠杆菌科细菌的血清学分型鉴定。

(1)材料。

菌株：经初步鉴定的志贺菌沙门菌；

诊断血清：志贺菌多价及单价血清、沙门菌多价及单价血清。

(2)方法。

玻片的一端加生理盐水 1 滴，另一端加诊断血清 1 滴；取少量待测菌，分别与生理盐水、诊断血清混合均匀；若待检菌与诊断血清混合后数分钟内出现肉眼可见的颗粒状凝聚物，而生理盐水对照呈均匀混浊，则为凝集阳性；在 5～10 min 内不出现凝集者为阴性。

(3)结果记录及分析。

记录实验过程及结果，分析待测菌是否为志贺菌沙门菌。

经鉴定不符合血清学诊断标准的，报告“待测菌非志贺菌沙门菌”；形态、培养、生化反应、血清凝集试验结果阳性，可初步报告“分离到的待测菌为××志贺菌××沙门菌”。

四、思考与讨论

1. 肠杆菌科细菌有哪些共同的生物学特性？
2. 如何区分肠杆菌科细菌和其他革兰阴性杆菌？
3. 志贺菌属细菌分为哪几种群？

实验三

大肠埃希菌、沙门菌、志贺菌的生化鉴定

一、目的要求

1. 掌握大肠埃希菌的典型生化反应。
2. 掌握沙门菌属的种间鉴别及生化反应。
3. 掌握志贺菌属的种间鉴别及生化反应。

二、实验原理

1. 肠杆菌科细菌的共性。

形态：G^-、杆状或球杆状、无芽胞、多数有鞭毛（志贺菌、克雷伯菌无）、致病菌多数有菌毛；营养：需氧或兼氧，营养要求不高；生化特性 3 大共性：氧化酶阴性、触酶阳性、发酵葡萄糖、还原硝酸盐。

2. 肠杆菌科细菌和其他革兰阴性杆菌的鉴别。

根据葡萄糖氧化发酵实验、氧化酶实验、菌体形态和有无鞭毛等，可区分肠杆菌科细菌和其他革兰阴性杆菌，如表 2-3 所示。

表 2-3 肠杆菌科细菌和其他革兰阴性杆菌的鉴别

试验	肠杆菌科	弧菌科	非发酵菌	巴斯德菌科
葡萄糖氧化、发酵	发酵	发酵	氧化或不分解	发酵
氧化酶	−	+	+*	+
形态	杆状	弧状、杆状	杆状	球杆状
鞭毛	周鞭毛或无	单鞭毛	单、丛、周鞭毛或无	无鞭毛

三、实验内容及方法

1. 氧化酶实验。

(1)材料。

菌种:大肠埃希菌、痢疾杆菌、伤寒沙门菌、甲型副伤寒沙门菌、乙型副伤寒沙门菌。

试剂:氧化酶试剂。

(2)方法。

用滤纸条蘸取被检菌落,用滴管吸取氧化酶试剂,滴加于滤纸条菌落上。

(3)结果记录及分析。

阳性者立即出现红色或蓝色,继而逐渐加深;阴性不变色。

记录各菌氧化酶试验结果。

2. 触酶实验。

(1)材料。

菌种:大肠埃希菌、痢疾杆菌、伤寒沙门菌、甲型副伤寒沙门菌、乙型副伤寒沙门菌。

试剂:3%过氧化氢溶液。

(2)方法。

无菌挑取固体培养基上的待检菌落,置于洁净玻片上,滴加3%过氧化氢溶液数滴,立刻观察有无气泡产生。

(3)结果记录及分析。

于10s内有大量气泡产生者为阳性,不产生气泡者为阴性。

记录各菌的触酶试验结果。

3. KIA(克氏双糖铁)复合实验。

克氏双糖铁(KIA)斜面培养基,用酚红作指示剂,在酸性时呈黄色,碱性时呈红色,培养基中葡萄糖含量仅为乳糖或蔗糖的1/10,若细菌只分解葡萄糖而不分解乳糖,分解葡萄糖产酸使pH值降低,因此斜面和底层均先呈黄色,但因葡萄糖量较少,所生成的少量酸可因接触空气而氧化,并因细菌生长繁殖利用含氮物质生成碱性化合物中和,使斜面部分又变成红色;底层由于缺氧状态,细菌分解葡萄糖所产生的酸类一时不被氧化而仍保持黄色。若细菌分解葡萄糖、乳糖产酸产气,使斜面与底层均呈黄色,且有气泡。细菌分解氨基酸产生H_2S,则与硫化亚铁作用生成黑色的硫化铁,使培养基变黑。

(1)材料。

菌种:大肠埃希菌、痢疾杆菌、伤寒沙门菌、甲型副伤寒沙门菌、乙型副伤寒沙门菌。

试剂:KIA斜面。

(2)方法。

接种针无菌挑取少量待检菌,先在KIA培养基底层穿刺,距管底3~5 mm为止;然后上提接种针,从斜面底部向上划一条直线,然后再由斜面底部向上做蜿蜒划线。

37℃培养箱中培养 18～24 h。

(3)结果记录及分析。

结果分析：

①斜面、底层均呈黄色且有气泡，说明发酵葡萄糖和乳糖产酸产气，记为：A/A 产气。

②斜面红色、底层黄色，说明该菌只发酵葡萄糖不发酵乳糖，记为：K/A。

③培养基变黑，说明该菌能产生 H_2S，记为 $H_2S(+)$。

记录各菌的 KIA 试验结果。

4. MIU(动力、吲哚、脲酶)复合实验。

培养基为含尿素、蛋白胨成分的半固体培养基，指示剂为酚红。具有色氨酸酶的细菌能分解蛋白胨中的色氨酸产生吲哚，加入吲哚试剂后，培养基上层的吲哚试剂会变红；具有脲酶的细菌能分解尿素产氨，使整个培养基变碱呈红色；有动力的细菌沿穿刺线扩散生长。

(1)材料。

菌种：大肠埃希菌、痢疾杆菌、伤寒沙门菌、甲型副伤寒沙门菌、乙型副伤寒沙门菌。

试剂：MIU 培养基、吲哚试剂。

(2)方法。

接种针无菌挑取少量待检菌，于 MIU 培养基的中心处向下垂直穿刺，直至试管底部上方 5 mm 左右(不能穿刺管底)，接种后的接种针沿原穿刺线退出，37℃培养 18～24 h，观察动力和脲酶反应后，再滴加吲哚试剂。

滴加吲哚试剂时需沿管壁徐徐滴入，稍待片刻即观察液面上是否出现红色化合物，随时间的推移，红色化合物会扩散以至不清晰。

(3)结果记录及分析。

按动力、脲酶、吲哚顺序记录各菌的 MIU 试验结果。

5. 硝酸盐还原实验。

某些细菌能还原培养基中的硝酸盐，生成亚硝酸盐、氨和氮等。亚硝酸盐可与醋酸作用生成亚硝酸，亚硝酸与对氨基苯磺酸作用，生成重氮苯磺酸，后者与酚结合为红色的 N-α-萘胺偶氮苯磺酸。

(1)材料。

菌种：大肠埃希菌、痢疾杆菌、伤寒沙门菌、甲型副伤寒沙门菌、乙型副伤寒沙门菌。

试剂：硝酸盐还原培养基、硝酸盐还原剂(甲液和乙液)。

(2)方法。

将菌接种至硝酸盐培养基，培养 1～4 d，加入硝酸盐还原剂(甲液和乙液等量混合)0.1 mL 观察结果。

(3)结果记录及分析。

加入硝酸盐还原剂后立刻或于 10 min 内呈红色者为阳性,不变色者阴性。

记录各菌的硝酸盐还原试验结果。

四、思考与讨论

1. 致病性大肠埃希菌有哪几型?其鉴定程序分为哪些步骤?
2. 肠热症与何种细菌相关?此属细菌的生化反应特点?
3. 我国流行的志贺菌的常见型别是哪些?

实验四

肠杆菌科其他细菌的培养及鉴定

一、目的要求

1. 熟悉肠杆菌科其他细菌如克雷伯菌属、肠杆菌属、变形杆菌属、摩根菌属的生物性状和生化反应特点。

2. 掌握变形杆菌迁徙现象及变异原理。

3. 掌握氨基酸脱羧酶实验、苯丙氨酸脱氨酶实验的原理及方法。

二、实验原理

肠杆菌科细菌的科内鉴别：根据苯丙氨酸脱氨酶和VP试验，分为3大类：

苯丙氨酸脱氨酶阴性和VP试验（或葡萄糖酸盐试验）阴性的菌属包括：艾希菌属、志贺菌属、沙门菌属、枸橼酸菌属、爱德华菌属和耶尔森菌属。

苯丙氨酸脱氨酶阴性和VP试验（或葡萄糖酸盐试验）阳性的菌属包括：克雷伯菌属、肠杆菌属（有例外）、哈夫尼亚菌属、沙雷菌属。

苯丙氨酸脱氨酶阳性和VP试验（或葡萄糖酸盐试验）阴性的菌属包括：变形杆菌属、摩根菌属、普罗威登斯菌属。

三、实验内容及方法

（一）肺炎克雷伯菌、产气肠杆菌、普通变形杆菌、摩根菌的形态

1. 菌落形态观察。

（1）材料。

菌种：肺炎克雷伯菌、产气肠杆菌、普通变形杆菌、摩根菌。

培养基：Mac、SS平板。

（2）实验方法。

将4种菌分别接种在Mac、SS平板上，37℃培养箱中培养18～24 h，观察生长情况。

(3)结果记录及分析如表 2-4 所示。

准确描述各菌菌落形态,并加以比较。

表 2-4　肠杆菌科其他细菌的选择培养结果

	营养琼脂	SS	Mac
肺炎克雷伯菌			
产气肠杆菌			
普通变形杆菌			
摩根菌			

2.变形杆菌迁徙现象。

(1)材料。

菌种:普通变形杆菌。

培养基:营养琼脂平板、石炭酸平板。

(2)实验方法。

接种针挑取少量普通变形杆菌,分别在营养琼脂平板、石炭酸平板中央进行点种,37℃培养箱中培养 18～24 h,观察生长情况。

(3)结果记录及分析。

变形杆菌在普通琼脂平板上可见迁徙现象,表现为波纹状薄膜,布满整个培养基表面;在石炭酸平板上没有此现象,因石炭酸会抑制鞭毛蛋白的合成。

(二)肺炎克雷伯菌、产气肠杆菌、普通变形杆菌、摩根菌的生化反应

1.苯丙氨酸脱氨酶实验。

某些细菌可在产生苯丙氨酸脱氨酶,使苯丙氨酸脱去氨基,形成苯丙酮酸,加入 $FeCl_3$ 后产生绿色反应。

(1)材料。

菌种:肺炎克雷伯菌、产气肠杆菌、普通变形杆菌、摩根菌。

培养基:苯丙氨酸培养基。

(2)方法。

将 4 种菌分别接种至苯丙氨酸培养基,37℃培养箱中培养 18～24 h,滴加 10% $FeCl_3$ 溶液 1～2 滴。

(3)结果记录及分析。

观察结果前沿着管壁缓慢加入 2～3 滴 $FeCl_3$ 溶液,立即出现绿色者为阳性。(应立即观察结果,延长反应时间会引起褪色。)

记录各菌的试验结果。

2.氨基酸脱羧酶实验。

(1)材料。

菌种:肺炎克雷伯菌、产气肠杆菌、普通变形杆菌、摩根菌。

培养基:氨基酸培养基、对照培养基。

(2)方法。

将4种菌分别接种于鸟氨酸培养基和对照培养基中,并加入无菌液体石蜡,37℃培养箱中培养18～24 h观察结果。

(3)结果记录及分析。

观察测定管和对照管的颜色变化,根据下表判断氨基酸脱羧酶的试验结果如表2-5所示。

表2-5 氨基酸脱羧酶的结果判断标准

对照管	测定管	结果
黄	黄	阴性
黄	紫	阳性
紫		试验无意义

四、思考与讨论

1.克雷伯菌属、肠杆菌属、变形杆菌属、摩根菌属细菌的鉴别要点分别是什么?

2.乳糖发酵试验阳性的有哪些菌?

3.怎样区分产气肠杆菌与大肠埃希菌?

实验五

肠杆菌科未知菌的数字编码鉴定

一、目的要求

掌握数字编码鉴定技术的原理和结果判断。

二、实验原理

1. 数字编码鉴定法。

根据临床细菌学检验的需要，优选出少数足以反映被检菌生物学特性的项目，能较准确、快速、简便地将被检菌归入一个科、属、群、种的鉴定程序，即是细菌的鉴定系统。按这定型的鉴定系统检测待检菌，将所得各项反应的结果转换成"生物型数字"，以此生物型数字查阅与本系统配套的"编码鉴定手册"（或称"检索表"），便可以从中查得待检菌的种、型鉴定结果。这就是数字编码鉴定法。

2. 肠杆菌科细菌生化编码鉴定介绍。

肠杆菌科细菌生化编码鉴定采用常规生化反应 11 项、补充试验 21 项。11 项常规生化反应分成 4 组。第 1 组为葡萄糖产酸（A）、产气（G）反应，实验结果组成检索部首代号（A 或者 AG 或者 O）；其余 3 组生化反应，按鉴定系统，每组 3 项试验，第一个阳性 4 分，第二个阳性 2 分，第三个阳性 1 分，阴性 0 分，每一组的得分相加，可计算得到 1 个数码，3 组实验形成一个 3 位的累计数码。

根据检索部首代号，查鉴定编码表的页眉，确定待检菌所在的编码表（A/AG/O 分别查表 2、3 和 1）；根据累计数码，找到该数码对应的可能细菌名称，对待检菌进行初步鉴定。

例如，某待检菌的生化反应及结果如表 2-6 所示，可得到编码为 A661。

经检索，找到 A661 对应的细菌如表 2-7 所示：59.11％可能为大肠埃希菌、23.50％可能为液化沙雷菌、17.15％可能为产气肠杆菌。需进一步补充实验 ADO（侧金盏花醇）、MUC（黏液酸盐实验）。

表 2-6 某待检菌的生化反应及结果

组别	生化反应项目		代号	试验结果	各组阳性结果数码累计
1(部首代号)	葡萄糖	产酸 产气	A G	+ −	A
2	赖氨酸脱羧酶 鸟氨酸脱羧酶 硫化氢 对照管		4 2 1	+ + −	6
3	靛基质 乳糖 卫茅醇		4 2 1	+ + −	6
4	苯丙氨酸脱氨酶 尿素 枸橼酸盐		4 2 1	− − +	1

表 2-7 数码 A661 的检索结果

编码	菌名	阳性概率	补充实验	
661			ADO	MUC
	大肠埃希菌	0.5911	−	+
	液化沙雷菌	0.2350	−	+
	产气肠杆菌	0.1715	+	+

三、实验内容及方法

1. 材料。

待测菌、肠杆菌科细菌生化鉴定微量管。

2. 方法。

(1)选择合适的微量鉴定系统。

未知菌革兰染色、氧化酶实验,根据形态、简单的生化反应,初步鉴定,选择合适的微量鉴定系统。

(2)制备菌悬液。

挑取待检菌的单个菌落悬于 1 mL 无菌的生理盐水中,调整菌液浓度为 0.5 麦氏比浊度。

(3)接种、培养。

按说明书要求,将待测菌接种至各种生化微量管中,37℃培养箱中培养 18~24 h。

注意:糖发酵管倒置观察气泡、脱羧酶及对照管要加液体石蜡约 0.5 cm 高度。

(4)生化反应结果观察。

根据不同生化反应实验的结果判断标准观察、记录实验结果。

(5)编码及检索。

根据生化反应结果,给出相应数值,进行编码。从肠杆菌细菌生化鉴定编码册中查找出相应的菌,并给出可信度(阳性概率)或补充实验。

3. 结果记录及分析。

(1)生化反应结果。

表 2-8 肠杆菌科未知菌的数码鉴定微量反应结果

组别	生化反应项目		代号	实验现象	阳性/阴性	各组阳性结果数码累计
1	葡萄糖(倒置)	产酸 产气	A G			
2	赖氨酸脱羧酶 鸟氨酸脱羧酶 硫化氢 对照管		4 2 1			
3	靛基质 乳糖 卫茅醇		4 2 1			
4	苯丙氨酸脱氨酶 尿素 枸橼酸盐		4 2 1			

(2)检索结果。

根据上述生化反应得到的编码为________,经检索在________页,该检索代号所对应的为________菌,阳性概率为________%,补充实验________。

(3)结论。

待测菌××,初步鉴定可能为________菌,概率是________,需要做________补充试验。

四、思考与讨论

肠杆菌科未知菌数字编码鉴定中,概率与可信度的关系如何?

实验六

非发酵菌和其他革兰阴性菌的分离鉴定

一、目的要求

1. 掌握铜绿假单胞菌的形态染色、生化反应、培养特性和菌落特征。
2. 熟悉不动杆菌属、黄杆菌属的形态染色、生化反应、培养特性和菌落特征。
3. 掌握弧菌属细菌形态和培养特性。

二、实验原理

1. G^-杆菌简单鉴定流程如图 2-3 所示。

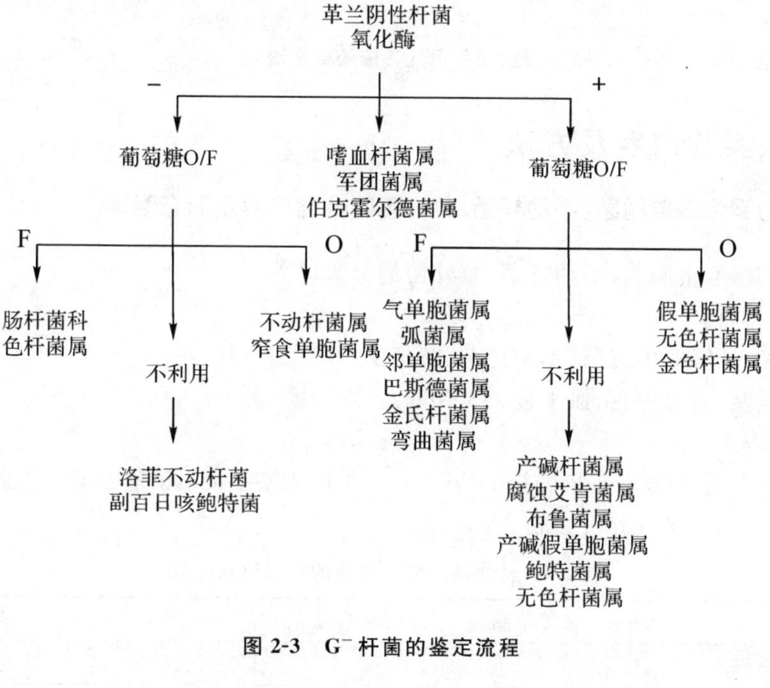

图 2-3　G^-杆菌的鉴定流程

2. 霍乱弧菌的鉴定流程如图 2-4 所示。

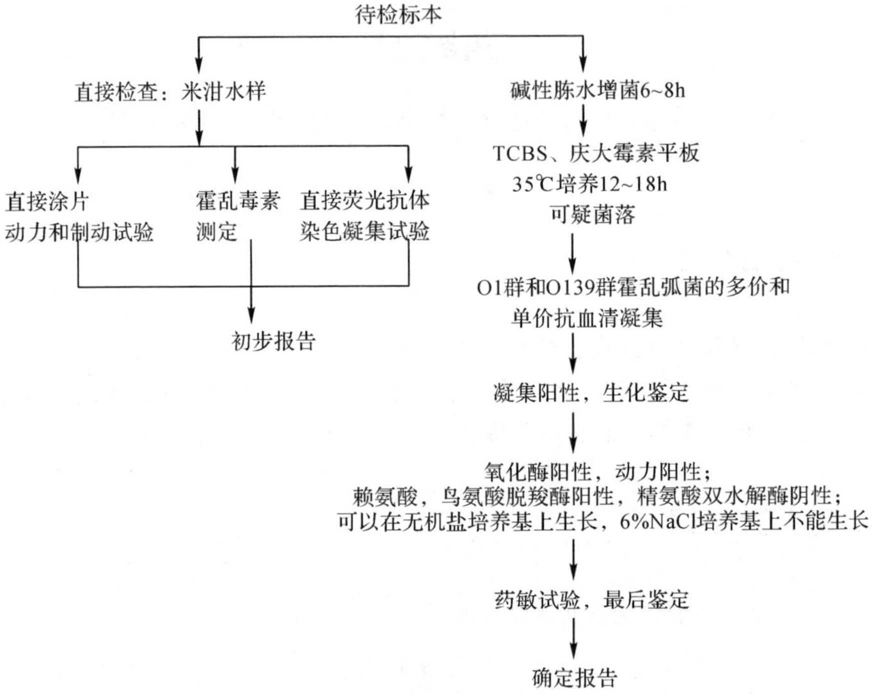

图 2-4　霍乱弧菌的鉴定流程

三、实验内容及方法

(一)铜绿假单胞菌、不动杆菌、黄杆菌的分离培养及形态观察

1. 铜绿假单胞菌、不动杆菌、黄杆菌的分离培养。

(1)材料。

菌种：铜绿假单胞菌、不动杆菌、黄杆菌。

培养基：营养琼脂、血平板、SS、Mac。

(2)方法。

分区划线接种，37℃培养箱中培养 18～24 h，观察平板上菌落特征及色素形成。

(3)结果记录及分析如表 2-9 所示。

表 2-9　其他革兰阴性杆菌的选择培养结果

	营养琼脂	血平板	SS	Mac
铜绿假单胞菌				
不动杆菌				
黄杆菌				

2. 铜绿假单胞菌、不动杆菌、黄杆菌的菌体形态观察。

(1)材料。

菌种:铜绿假单胞菌、不动杆菌、黄杆菌。

试剂:革兰染色试剂。

(2)方法。

挑取典型菌落分别制备涂片,自然干燥后固定,革兰染色,油镜镜检。

(3) 结果记录及分析。

观察各菌的染色性、大小、形态、排列等,绘图。

(二)铜绿假单胞菌、不动杆菌、黄杆菌的生化反应

1. 氧化酶试验。

(1)材料。

菌种:铜绿假单胞菌、不动杆菌、黄杆菌。

试剂:氧化酶试剂。

(2)方法。

取洁净滤纸片,蘸取少许菌,然后滴加氧化酶试剂,纸片马上变红色为阳性,不变为阴性。

(3)结果记录及分析。

记录各菌氧化酶试验结果。

2. O-F 试验。

(1)材料。

菌种:铜绿假单胞菌、大肠埃希菌。

试剂:葡萄糖氧化发酵管。

(2)方法。

取 4 支 O-F 管,2 支接种铜绿假单胞菌,其中 1 支加 0.5 cm 液体石蜡为无氧管,另 1 支不加液体石蜡的为有氧管;2 支接种大肠埃希菌,其中 1 支加 0.5 cm 液体石蜡为无氧管,另 1 支不加液体石蜡的为有氧管;37℃培养箱中培养 24～48 h,观察现象,判断并解释结果。

(3)结果记录及分析。

分解葡萄糖则培养基变黄色,不分解葡萄糖不变色。记录实验现象,判断待测菌对葡萄糖的代谢类型。

加石蜡管　　颜色无变化
未加石蜡管　颜色变黄色 } →氧化型

加石蜡管　　颜色变黄色
未加石蜡管　颜色变黄色 } →发酵型

加石蜡管　　颜色无变化
未加石蜡管　颜色无变化 } →产碱型

(三)弧菌属细菌(示教)

1. 菌体形态观察。

观察霍乱弧菌的染色示教片,要求绘图。

视频观察霍乱弧菌压滴法的鱼群穿梭现象。

2. 分离培养。

霍乱弧菌在碱性蛋白胨水中呈均匀浑浊,有时在液体表面生成稀薄菌膜;在碱性琼脂平板上可形成较大、圆而扁平或稍凸透明或半透明似水滴或淡蓝灰色的菌落,菌落表面光滑或有微细颗粒。因分解蔗糖产酸,在 TCBS 平板上菌落及其周围呈黄色。因能还原亚碲酸钾,在 4 号琼脂平板上菌落中心呈褐色。

副溶血性弧菌在 TCBS 平板上因不发酵蔗糖菌落呈绿色,大小 0.5～2 mm。

四、思考与讨论

1. 一男性病人,43 岁,剧烈腹泻水样便伴呕吐 1 天。无腹痛,无里急后重。查体:疲倦面容,皮肤、唇舌干燥,眼窝内陷。血压 80/60 mmHg。其感染的病原菌最可能是什么?为什么?写出其详细的检验程序。

2. 嗜麦芽窄食单胞菌的生化特点是什么?

3. 霍乱弧菌古典型和 EL-TOR 型有哪些分型实验?

实验七

需氧革兰阳性杆菌、分枝杆菌、厌氧菌及钩端螺旋体

一、目的要求

1. 掌握炭疽芽胞杆菌、白喉棒状杆菌、结核分枝杆菌、破伤风梭菌、产气荚膜梭菌的镜下形态及生长形态。

2. 掌握 Albert 染色、抗酸染色、钩体镀银染色的原理和方法。

3. 熟悉厌氧菌的培养方法。

二、实验原理

1. 革兰阳性杆菌属间的鉴别

临床常见的需氧革兰阳性杆菌有棒状杆菌属中的白喉棒状杆菌、芽胞杆菌属中的炭疽杆菌和蜡样芽胞杆菌，李斯特菌属中产单核细胞李斯特菌、丹毒丝菌属中红斑丹毒丝菌和加德纳菌属中的阴道加德纳菌。

表 2-10　常见需氧革兰阳性杆菌的属间鉴别

	棒状杆菌属	芽胞杆菌属	李斯特菌属	丹毒丝菌属	加特纳菌属
形态	棒状	杆菌、有芽胞	短杆、链或丝状	细杆或丝状	杆菌、多形性
触酶	+	+	+	−	−
动力	−	V	+	−	−
氧的需求	需氧，兼性厌氧	需氧，兼性厌氧	兼性厌氧	兼性厌氧	兼性厌氧

2. 革兰阳性杆菌简单鉴定流程如图 2-5 所示。

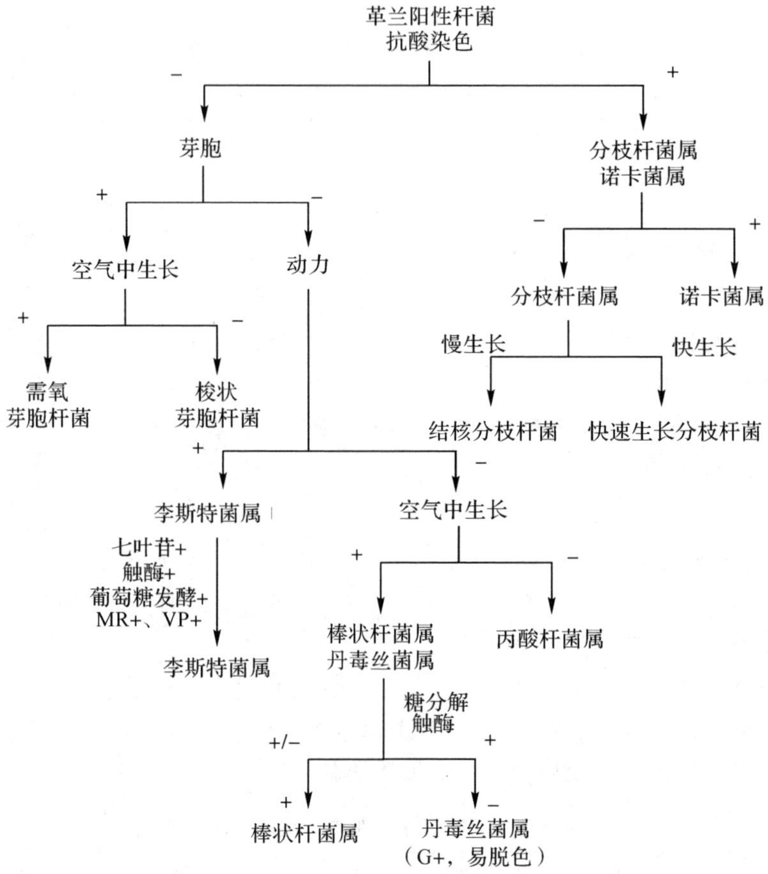

注：①35℃(−)25℃(+)

图 2-5 革兰阳性杆菌的鉴定流程

三、实验内容及方法

(一)形态观察

1. 材料。

炭疽芽胞杆菌革兰染色、白喉棒状杆菌 Albert 染色、破伤风梭菌芽胞染色、产气荚膜梭菌革兰染色、钩端螺旋体镀银染色示教玻片。

试剂：革兰染液、Albert 染液、墨汁。

2. 方法。

示教玻片显微镜下观察，并记录结果。

3. 结果记录及分析。

炭疽芽胞杆菌：菌体呈短链状或竹节状长链排列，两端平截呈矩形，革兰阳性大杆菌，无鞭毛，芽胞椭圆形，小于菌体。

白喉棒状杆菌：Albert 染色观察异染颗粒。菌体呈 X，Y，W，N，M 等字母形或成栅栏状排列。菌体呈草绿色，异染颗粒呈紫褐色。

破伤风梭菌：细长杆菌，散在排列，芽胞圆形，位于菌体顶端，直径大于菌体呈"火柴状"。

产气荚膜梭菌：革兰阳性粗大杆菌，两端钝圆，单个或散在排列。菌体周围有明显荚膜。芽胞卵圆形，直径小于菌体，位于菌体中央或次极端，但标本中常见不到芽胞。

钩端螺旋体：背景为淡黄褐色至棕黑色，菌体为棕褐色，一端或两端呈钩状弯曲，珍珠点状连接成 S 形或 C 形螺旋体，粗细均匀。

（二）结核分枝杆菌抗酸染色与观察

1. 材料。

菌株：结核分枝杆菌（卡介苗代替）。

试剂：抗酸染色试剂。

2. 方法。

（1）涂片：用接种环挑取约 0.01 mL 脓性或呈干酪样部分的痰液，制成 10 mm ×10 mm 大小的均匀涂片。自然干燥，火焰固定。

（2）初染：将已固定的涂片置于染色架或用染色夹夹住，滴加石炭酸复红染液，并于载玻片下方以弱火加热至出现蒸汽（勿煮沸或煮干）随时补充染液以防止干涸，持续 5 min，水洗。

（3）脱色：用 3% 盐酸酒精脱色，直至涂片无红色染液脱下为止（不可超过 10 min），水洗。

（4）复染：用吕氏美蓝复染 0.5 min（集菌涂片复染 1～3 min），水洗或印干。

（5）用油镜检查并记录结果。

3. 结果记录及分析。

（1）抗酸菌阳性菌：淡蓝色背景下显现红色细长或略带弯曲的杆菌；抗酸菌阴性菌：呈蓝色。

（2）结果按下列标准报告：

－：至少 300 个视野未发现抗酸菌。

±：100～300 个视野发现 1～2 条抗酸菌。

＋：100 个视野发现 3～9 条抗酸菌。

＋＋：10 个视野发现 1～9 条抗酸菌。

＋＋＋：每个视野发现1～9条抗酸菌。

＋＋＋＋：每个视野发现9条以上抗酸菌。

(3)观察待测标本抗酸染色结果，并给出报告。

(三)典型生化反应：

1. 产气荚膜梭菌汹涌发酵(示教)。

产气荚膜梭菌能迅速分解乳糖产酸，使酪蛋白凝固，并产生大量气体，将凝固的酪蛋白冲散形成海绵状碎块，并将培养基表面的凡士林冲至试管塞处。此为"汹涌发酵"现象。

2. 卵磷脂酶试验。

产气荚膜梭菌能产生卵磷脂酶，在卵黄琼脂平板上，能将培养基中可溶性的磷脂酰胆碱分解生成磷酸胆碱和不溶性的二酯酰甘油酯，后者在菌落周围形成不透明区(乳白色环)，此为卵磷脂酶试验阳性。

(1)材料。

菌株：产气荚膜梭菌。

培养基：卵黄琼脂平板。

(2)方法。

将待检菌接种于卵黄琼脂平板，放入厌氧盒，37℃培养箱中培养48～72 h，观察结果。

(3)结果记录及分析。

菌落表面有珠光层，菌落下面的培养基中有不透明区者为脂酶阳性。

记录并报告待检菌的结果。

四、思考与讨论

1. 阐述白喉棒状杆菌的形态特征，致病因素。

2. 试述炭疽芽胞杆菌、白喉棒状杆菌、结核分枝杆菌的形态特征及染色特点。

实验八

真菌的培养及鉴定

一、目的要求

1. 掌握真菌不染色标本的直接检查方法。
2. 掌握乳酸酚棉蓝染色的原理和方法；熟悉墨汁负染观察新生隐球菌。
3. 熟悉丝状真菌的小培养观察方法。
4. 熟悉酵母型真菌的分离鉴定方法。

二、实验原理

临床上将真菌分为引起皮肤和软组织感染的浅部真菌，以及能侵袭深部组织和内脏的侵袭性真菌。从形态结构，真菌分为丝状真菌和酵母型真菌。其中引起浅部感染的多是丝状真菌，而深部感染真菌则多是酵母型真菌和双相型真菌，也有少数丝状真菌（如曲霉菌、毛霉菌，青霉菌、瓶霉菌等）。

丝状真菌菌丝粗壮，在固体培养基上长成颜色不同的绒毛状或棉絮状；繁殖方式也多种多样，具有特殊的繁殖器官。菌丝（尤其是繁殖菌丝）及孢子的形态特征是识别不同丝状真菌的重要依据。丝状真菌主要是形态学的鉴定，如不染色标本直接检查、乳酸酚棉蓝染色后检查，小培养观察特征菌丝及特征孢子的动态过程等方法。

酵母型真菌是圆形、卵圆形、不运动的单细胞真核微生物，其大小通常比常见细菌大几倍甚至十几倍。念珠菌往往能形成发达的假菌丝。酵母型真菌在形态学基础上还必须进行生化鉴定：有标准鉴定（包括糖同化试验、糖发酵试验、CAFC 酚氧化酶试验、尿酶试验、KNO_3 同化试验、脂肪酸需求试验等）、自动仪器鉴定（如 API20C，ID32C 等）、显色鉴定。此外，还有血清学玻片凝集试验、动物致病性实验、分子生物学鉴定等。

三、实验内容及方法

(一)真菌的形态结构观察

1. 真菌不染色标本的直接检查。

(1)材料。

待测甲屑标本、12% KOH 溶液。

(2)方法。

将待测标本置于玻片中央,滴加 1～2 滴 KOH 溶液,稍待片刻,盖上盖玻片,将载玻片置火焰上方微微加热,使组织或角质溶解,注意勿烤干或产生气泡。然后轻压盖玻片,驱除气泡并将标本压薄,用棉拭子吸去周围多余液体,避免沾污盖玻片。低倍镜、高倍镜镜检。

(3)结果记录及分析。

镜检观察有无真菌菌丝或孢子,初步报告。

2. 乳酸酚棉蓝染色。

(1)材料。

菌株:红色毛癣菌、白假丝酵母菌、新生隐球菌。

主要试剂:乳酸酚棉蓝染色液。

(2)方法。

取洁净载玻片 3 块,分别滴加 1～2 滴乳酸酚棉蓝染液,用接种环分别挑取少量菌于染色液中,加上盖玻片(加热或不加热),用低倍镜和高倍镜观察。

(3)结果记录及分析。

观察真菌菌丝或孢子,绘图。

3. 新生隐球菌墨汁复染色。

(1)材料。

菌株:新生隐球菌。

主要试剂:墨汁。

(2)方法。

取洁净载玻片 1 块滴加 1 滴优质墨汁,然后挑取少量菌与之混匀。按压滴法的制片方法,将一洁净盖玻片盖在混合液上,然后在盖玻片放一滤纸,轻轻按压吸去多余的混合液,注意勿留气泡。用低倍镜和高倍镜观察。

(3)结果记录及分析。

新生隐球菌为圆形或卵圆形酵母细胞,有芽生孢子,细胞外有一层胶质样荚膜,一般厚度与菌体相等。菌体和荚膜不着色,透亮,背景为黑色。

观察待检菌,绘图。

(二)真菌的培养及鉴定

1.丝状菌的分离培养及初步鉴定。

(1)材料。

菌株:红色毛癣菌。

培养基:马铃薯葡萄糖琼脂。

(2)方法。

大培养:用接种针挑取少量待检菌,接种于培养基上,28℃培养箱中培养 7 d,每日观察生长情况和菌落特征。

小培养:马铃薯葡萄糖琼脂倾注至无菌平皿使成很薄的一层,用解剖刀将培养基切成 1 cm^2 大小,挑取一小块置于无菌载玻片上;接种针挑取适量菌,接种至载玻片上的琼脂块的四周侧面,盖上盖玻片;将接好菌的载玻片放入一无菌平皿中,同时放置若干吸满灭菌水的无菌棉球,盖上皿盖,28℃培养箱中培养 7 d;每日镜检观察菌丝、孢子生成情况,根据丝状真菌的菌丝孢子进行初步鉴定。

(3)结果记录及分析。

大培养:记录菌落大小、形态、颜色(正面和反面)、质地(边缘和中间)。绘图或拍照。

小培养:每日记录绘图或拍照菌丝、孢子生成情况,参考真菌鉴定手册,根据丝状真菌的菌丝孢子进行初步鉴定。

2.酵母型真菌的培养。

(1)材料。

菌株:白念珠菌、近平滑念珠菌。

培养基:科玛嘉培养基、沙氏培养基。

(2)方法。

少量待检菌,分别接种于科玛嘉培养基、沙氏培养基上,37℃培养箱中培养 24~48 h,观察菌落特征。

(3)结果记录及分析。

酵母型真菌在沙氏培养基上形成灰白色或奶酪色菌落,表面湿润光滑、边缘整齐。

科玛嘉念珠菌显色平板上,不同的念珠菌可形成不同颜色的菌落如图 2-6 所示,可初步鉴定。记录待检菌的生长情况并加以初步鉴定。

3.芽管形成试验。

(1)材料。

菌株:白念珠菌、近平滑念珠菌。

培养基:小牛血清。

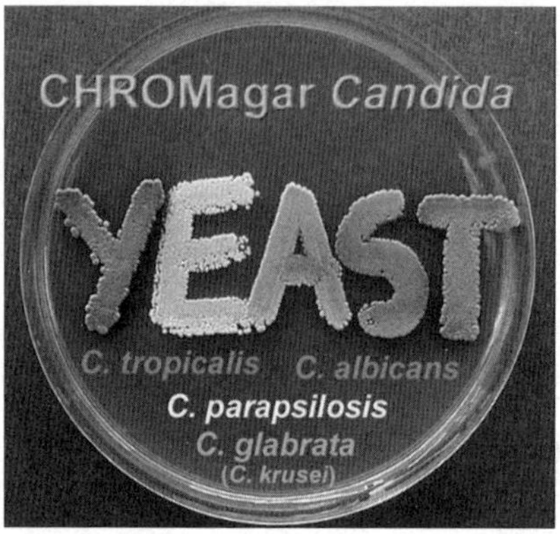

图 2-6 不同念珠菌在科玛嘉培养基上的生长状况

(2)方法。

取无菌小试管 2 支,加入 0.2 mL 小牛血清,分别接种少量的待检菌,充分震荡混匀后,37℃孵育;每隔 1 h 用接种环取出含菌血清置于载玻片上,加盖玻片,用低倍镜和高倍镜观察,共检查 3 次。

(3)结果记录及分析。

观察待检菌是否有芽管形成,出现芽管的大致时间,并绘图。

4.酵母型真菌的数码鉴定(示教)。

(1)材料。

待测菌、酵母型真菌生化鉴定微量管。

(2)方法。

参考"肠杆菌科未知菌的数字编码鉴定",详见说明书。

(3)结果记录及分析。

参考"肠杆菌科未知菌的数字编码鉴定"。

四、思考与讨论

1.试述浅部真菌的菌落及镜下形态。

2.阐述双相真菌的特点。

实验九
病毒的培养及检测

一、目的要求

1. 了解病毒的培养方法。
2. 熟悉病毒常用的检测方法。

二、实验原理

病毒是一类体积微小、结构简单、仅含一种类型的核酸，不能独立进行代谢活动，只能在合适的活细胞内生长繁殖的非细胞型微生物。

病毒的大小、形态、结构等一般需在电子显微镜下才能观察到。在某些受病毒感染的细胞内，用普通光学显微镜可看到大小和数量不同的圆形或不规则的小体，称为包涵体。不同病毒包涵体的形态、大小、组成及在细胞内的位置、染色性等各不相同，在病毒的鉴别及病毒类疾病的诊断上具有一定的意义。

病毒必须在易感的活细胞中寄生，由宿主细胞供给其合成的原料、能量与场所才能增殖。常用的病毒培养方法有动物接种、鸡胚培养及组织（细胞）培养3种。目前常采用单层细胞培养法进行病毒的培养及鉴定。常用的组织细胞有各种动物（猴、兔、人胚等）的肾脏组织，此外，还可用羊膜、鸡胚、Hela细胞等。

实验室常用中和试验、补体结合试验、红细胞凝集抑制试验等血清学试验方法检测病毒抗体；近年来应用免疫荧光技术、酶联免疫吸附技术、间接红细胞凝集试验等检测病毒抗原或抗体，已成为实验室病毒感染诊断的常规技术。还可用分子生物学技术分析病毒核酸组成、基因组织构、序列同源性比较加以鉴定。

三、实验内容及方法

（一）病毒包涵体（内基氏小体）的观察

（1）材料。

狂犬病毒内基氏小体标本片、显微镜。

(2)方法。

在显微镜下用油镜观察标本片,镜检可见在三角形的神经细胞的胞浆内有红色卵圆形的斑块,即狂犬病病毒所致的包涵体——内基氏小体。

(3)结果记录及分析。

观察内基氏小体,绘示意图。

(二)病毒的培养和检测技术

1. HSV 的组织培养法(示教)。

(1)材料。

HSV、Hela 细胞。

(2)方法。

将长好单层细胞的培养板各孔培养液全部倾弃,用微量移液器把各稀释度的HSV 病毒液从低浓度开始,依次加入各微孔中,每稀释度平行加 4 孔,每孔 100 μL。

细胞对照孔不加病毒液,只加维持液。置 37℃,5% CO_2 孵箱中孵育 18 h,24 h,36 h,96 h。

(3)结果记录及分析。

在倒置显微镜下观察细胞病变效应(CPE),病毒可引起细胞圆缩、堆聚及脱落现象。在观察整个"单层区",以发生 CPE 细胞比例表示其程度,并以下列符号记录结果。

－:无 CPE。

＋:1/4 以下有 CPE。

＋＋:1/2 的细胞有 CPE。

＋＋＋:1/2～3/4 的细胞有 CPE。

＋＋＋＋:3/4 以上的细胞有 CPE。

2. 流感病毒的鸡胚接种及滴度测定。

(1)材料。

毒株:H1N1 流感病毒。

其他器材:受精鸡卵、0.5%鸡红细胞、生理盐水、注射器及针头、锉刀、钢锥、无菌石蜡、盖玻片、毛细滴管、橡皮帽、2.5%碘酒、75%酒精、无菌棉签、照蛋灯、蛋架、布手套、无菌平皿、镊子、酒精灯。

(2)方法。

孵蛋:选择种蛋,39℃孵育,每日翻动 2～3 次;孵育 4～6 d 后,用照蛋灯观察鸡胚情况,未受精者只见一团黑影,受精卵则与孵育后出现血管及活动的胚胎。

接种(以尿囊接种为例):10～11 d 鸡胚,划出气室及胚胎位置,于胎旁无大血管处用铅笔画记号,作为接种处。消毒后用钢锥在接种处锥一小孔,针头由小孔插入，向鸡胚方向，深入 0.5～1 cm，注射约 0.1～0.2 mL 毒种，接种毕以热蜡封口。置 35～37℃培养，24 h 内死亡者弃之。如图 2-7 所示。

收获：收获前，将卵置 4℃ 4 h 或过夜。在无菌操作条件下，以镊子敲破气室端，除去卵壳和卵膜，卵斜立固定，从绒毛尿囊膜上无大血管处穿破进入，用无菌滴管吸取尿囊内尿囊液，约可得 5～6 mL，置于无菌小瓶内，冰冻保存。

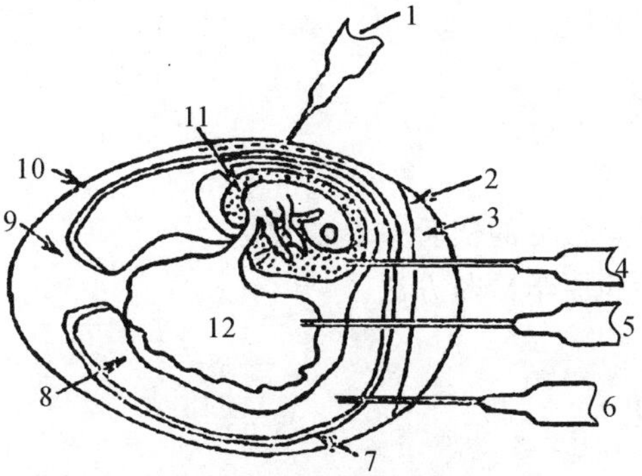

图 2-7 鸡胚接种的各种途径

1.绒毛尿囊膜接种；2.壳膜；3.气室；4.羊膜腔；5.卵黄囊接种；6.尿囊膜接种；7.绒毛尿囊膜；8.尿囊腔；9.白蛋白；10.壳；11.羊膜腔；12.卵黄囊

鉴定及滴度测定：取小试管 9 支（或采用塑料凹孔板），于第 1 管加入生理盐水 0.9 mL，其余各管均加入 0.25 mL。于第 1 管注入羊水或尿囊液 0.1 mL，充分混匀，吸出 0.75 mL，于第 2 管注入 0.25 mL，其余 0.5 mL 弃入消毒液中（切不可乱弃）。从第 2 管起对倍稀释至第 8 管。各管加入 0.5%鸡 RBC 0.25 mL，摇匀后室温静置 60 min。30 min、45 min、60 min 各观察结果一次，以 45 min 结果为准。

(3)结果记录及分析。

“－”表示不凝集，红细胞沉积于管底，呈边缘整齐的圆盘状。

“＋”表示微量凝集，红细胞沉积于管底，呈边缘不清晰的圆盘。

“＋＋”表示凝集，红细胞沉积于管底呈环状，四周有凝集的小块。

“＋＋＋”大部凝集，红细胞呈颗粒状凝集，边沿有下垂趋势。

“＋＋＋＋”完全凝集，红细胞呈网状平铺于管底。

对照管应不凝集。依次观察实验管。以能使发生“＋＋”凝集的病毒最高稀释度为凝集效价。

四、思考与讨论

1.阐述轮状病毒的核酸类型及病毒形态。

2.病毒培养的方法有哪些？

实验十

寄生虫病的病原学诊断

一、目的要求

1. 了解寄生虫感染常见的实验室诊断方法。
2. 掌握寄生虫的病原学诊断方法。

二、实验原理

寄生虫感染的实验室诊断主要包括常规化验(血常规、嗜酸性粒细胞计数等)、寄生虫病原学、免疫学诊断。

病原学诊断:根据寄生虫生活史的特点,从病人的血液、组织液、排泄物、分泌物或活体组织中查找寄生虫的某一发育期,如粪便涂片或集聚法检查肠道原虫滋养体、包囊或蠕虫卵,末梢血液涂片找疟原虫等,寄主组织内的寄生虫则可通过活体组织检查或穿刺检查而确诊。是最可靠的诊断方法。

免疫学诊断:依据寄生虫侵入人体,刺激机体引起免疫反应,利用免疫反应的原理在体外进行抗原或抗体的检测,达到诊断的目的。目前常用的方法有皮内试验和血清免疫试验。皮内试验又可分为即刻反应和迟缓反应,肺吸虫皮试等属前者,可作为临床过筛或流行学调查。血清免疫学试验有间接红细胞凝集试验(IHA)、间接荧光抗体技术(IFT)及酶联免疫吸附试验(ELISA),前者灵敏度较高,后两者灵敏度及特异性均较高。这些方法主要用于检测寄主的特异性抗体,目前也已建立检测虫体循环抗原或排泄抗原的方法,以作早期诊断及疗效的考核。

另外还有如超声检查、基因诊断等方法。

三、实验内容及方法

1. 常见寄生虫的形态观察。

(1) 材料。

示教片(蛔虫卵、鞭虫卵、钩虫卵、蛲虫卵、肺吸虫卵、带绦虫卵、阿米巴、姜片虫虫卵、华支睾吸虫虫卵、血吸虫卵、肺吸虫等)、显微镜。

(2)方法。

观察学习各寄生虫的形态、特征,并加以比较。

(3)结果记录及分析。

绘图。

2.透明胶带纸法检查蠕形螨。

(1)材料。

透明胶带纸、玻片、显微镜等。

(2)方法。

选择合适的观察人群,调查待检者的皮肤类型、生活习惯等。

将透明胶带纸剪成2 cm×5 cm,分发给待检者,于当晚睡觉前温水洗脸后分别粘贴于前额、鼻尖或面颊,注明粘贴部位,次日晨起后取下。收回标本,贴于玻片上送回实验室,在光学显微镜下观察。

(3)结果记录及分析。

记录有无蠕形螨感染。

统计不同粘贴部位的检出率、不同皮肤类型蠕形螨感染率以及卫生习惯对蠕形螨感染率的影响,讨论蠕形螨感染人群的差异及各种影响因素。

四、思考与讨论

1.寄生虫生活史有哪两种类型?试举例说明。

2.如何用病原学诊断疟疾患者?

3.简述钩虫病的病原学诊断方法及优缺点。

第三部分 设计性实验

病原生物学检验实验指导

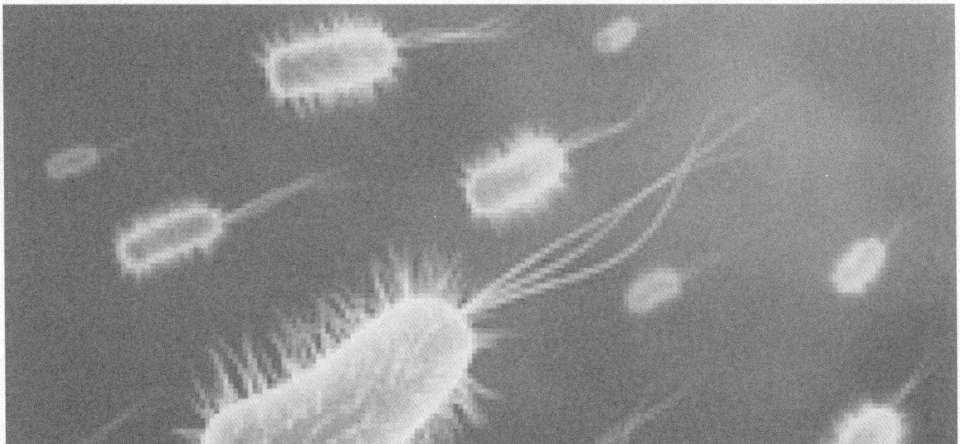

临床模拟标本设计性实验的总体安排

学习临床各种标本的采集、标本中常见细菌、一般的检验程序及注意事项。

↓

根据临床模拟标本细菌学检验设计性实验开课安排，提前两个星期，让学生从实验室建立的临床模拟标本库中抽取标本标号。

↓

对所抽到的模拟标本进行分析，初步推测可能存在的细菌，查阅资料，撰写检验思路、实验安排及结果预期、所需器材与试剂，形成细菌学检验的实验设计书。

↓

指导老师审核学生的实验设计、提出修改意见。

↓

最后集中 4 天时间，学生按所制定的方案自主开展实验，认真完成实验记录，并对实验结果进行分析。

↓

综合实验结果，给出完整的临床检验报告。

临床模拟标本细菌学检验的实验设计书要求

姓名：________________　　　　　　学号：______________

标本号：______________　　　　　　标本来源：______________

1.标本分析

包括对标本的描述、标本中可能存在的病原菌的预见、标本中可能的正常菌群分析。

2.检验思路

根据分析，设计检验思路，以技术路线方式表示。

3.拟采用的实验方法及结果预期

根据技术路线，所采用的具体实验方法以及实验结果预期分析。

4.所需器材与试剂

按照所采用的实验方法，整理出所需试剂及用量、仪器、无菌器材。

5.实验进度安排

从配培养基、准备无菌器材开始，按照教学日历集中安排的时间段，具体安排每天的工作。

6.注意事项

临床模拟标本细菌学检验的实验记录要求

时间	实验具体操作	实验结果及讨论

实验一

血液标本的细菌学检验

一、血液标本中常见的病原体

正常血液中没有微生物存在，一旦在血液中查出微生物即为异常，可能存在全身性感染、动脉静脉感染、心内膜炎、心肌炎、心包炎、纵隔炎等。

上述疾病的血培养中常见的细菌有：凝固酶阴性葡萄球菌、金黄色葡萄球菌、链球菌属细菌、肠球菌等革兰阳性球菌；奈瑟菌属（脑膜炎奈瑟菌、淋病奈瑟菌）、卡他布兰汉菌等革兰阴性球菌；产单核李斯特菌、阴道加特纳菌、结核分枝杆菌等革兰阳性杆菌；大肠埃希菌、沙门菌属细菌及其他肠杆菌科、某些非发酵菌（铜绿假单胞菌、不动杆菌等）、嗜血杆菌、嗜肺军团菌、类杆菌、产气荚膜梭菌、布氏菌等革兰阴性杆菌。

二、血液标本一般细菌检验程序

血液标本一般细菌检验程序如图 3-1 所示。

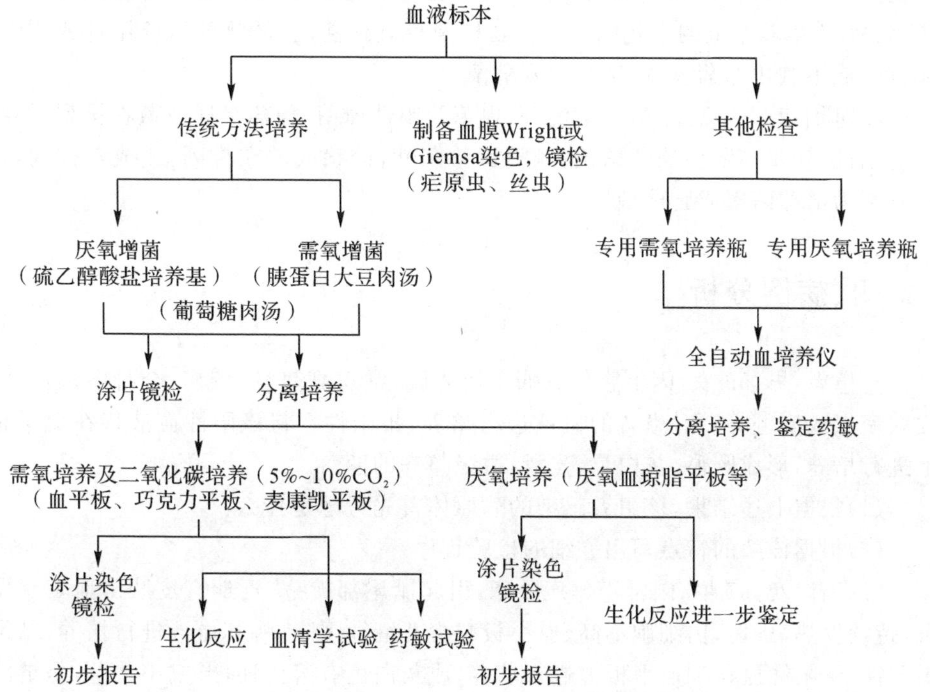

图 3-1　血液标本一般细菌检验程序

三、注意事项

1. 将血液培养瓶置 35℃孵育箱中孵育，使用手工法，即每日定时观察 3 次，若无菌生长将培养基混匀，连续观察至第 7 d(全自动血培养仪观察同期是5 d)。注意血液细菌培养瓶的变化(是否有浑浊、沉淀、溶血或颜色改变)。

2. 如怀疑血液细菌培养瓶中有细菌生长，用无菌技术取瓶内液体进行涂片，革兰染色检查，发现细菌，根据细菌的染色性及形态特征发出初步报告。

3. 如发现培养液浑浊、溶血、绿色色素、表面菌膜生长、胶冻状凝固或细胞层颗粒状生长，均为细菌生长现象。用无菌技术取瓶内液体接种固体培养基。需氧培养瓶接种羊血琼脂平板、巧克力血琼脂平板，前者做普通需氧培养，后者放入 5% CO_2 环境 35℃孵育 24 h；厌氧培养瓶接种厌氧血琼脂平板和羊血琼脂平板，前者置厌氧环境进行 35℃、48 h 厌氧培养，后者做普通需氧培养。观察菌落生长情况。

4. 对细菌菌落涂片、革兰染色，观察细菌形态及染色性，如为革兰阴性杆菌，进行氧化酶试验、触酶试验和硝酸盐还原试验，氧化酶阴性、触酶试验和硝酸盐还原试验阳性者初步判断为肠杆菌科细菌，接种 KIA、MIU 培养基。KIA、MIU 培养基上的生化结果符合沙门菌属者，用沙门菌属诊断血清做玻片凝集后确认血清型：KIA、MIU 培养基上的生化结果符合肠杆菌科其他菌属；氧化酶试验阳性或阴性，不发酵或不利用葡萄糖者，疑为非发酵菌。

5. 对细菌菌落涂片、革兰染色，发现革兰阳性球菌，葡萄串样或散在排列，触酶试验阳性，初步判断为葡萄球菌；触酶试验阴性，链状或散在排列，或成双排列，初步判断为链球菌属或肠球菌属。

四、病例分析

1. 患者，男，59 岁，因上腹部胀痛 1 周入院，常有高热，胆绞痛，全身中毒症状、皮肤瘀点或瘀斑等。对患者的血液进行培养，报阳性。将该阳性血液移在血平板上进行培养，形成圆形、灰白色、光滑、边缘整齐的菌落。

(1)根据上述结果，该患者感染的病原体首先考虑是什么？

(2)根据该菌的特点写出详细的检验程序。

2. 患者，女，67 岁，因常年瘫痪卧床，引起骶尾部褥疮，近期有皮肤出血点和瘀斑，持续发热、昏迷，白细胞不高、血小板减少并继续下降，将其血液进行培养，结果报阳性，将阳性血移到血平板上进行培养，成灰白色有溶血环，形成小菌落，呈链状排列的革兰阳性球菌。

(1)根据上述结果，该患者感染的病原体首先考虑是什么？

(2)根据该菌的特点写出详细的检验程序。

3. 患者，男，21 岁，高热 41℃，休克。血培养可见革兰染色阳性、柳叶刀状双球菌。血琼脂再次培养可见细小、半透明的、呈 α-溶血环的菌落，该菌可被胆汁溶解，并可被奥普托辛(optochin)抑制。用含有抗 83 型肺炎链球菌的抗体的全血清做荚膜肿胀试验阳性。

(1)根据上述患者症状、体征以及血培养结果，该患者感染的病原体最可能是什么？

(2)根据该菌属的特点，写出其详细的检验程序。

实验二

尿液标本的细菌学检验

一、尿液标本中常见的病原体

无泌尿系统感染的正常人尿液应该是无菌的，故尿液中查有细菌则为异常。引起泌尿系统感染的常见病原菌有大肠埃希菌、链球菌、肠球菌、葡萄球菌、淋病奈瑟菌、变形杆菌、肺炎克雷伯菌、铜绿假单胞菌、不动杆菌、伤寒沙门菌、沙眼衣原体、解脲脲原体和生殖道支原体等。

但是，由于外生殖道、尿道口常常有许多细菌定居，易造成标本采集时的污染，因此，需要通过定量尿培养以区分共生菌和潜在致病菌。

二、尿液标本一般细菌检验程序

尿液标本一般细菌检验程序如图 3-2 所示。

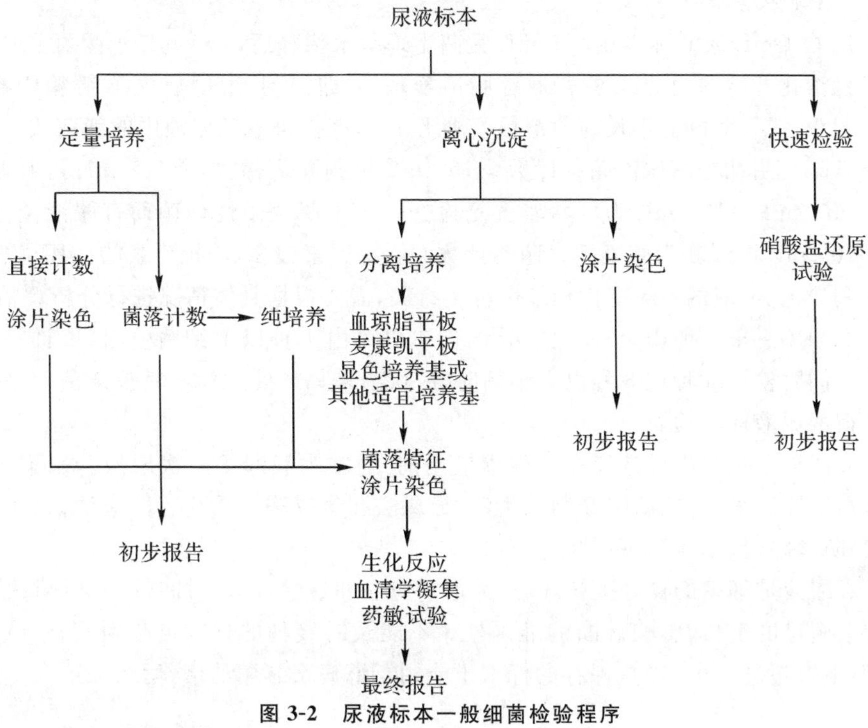

图 3-2 尿液标本一般细菌检验程序

三、注意事项

1. 尿液的菌落计数。

(1)直接计数法。

将尿液标本混匀，取 1 滴尿液于载玻片上，覆盖盖玻片，用相差显微镜观察每个视野的细菌数，可大致估计尿液中的细菌数。如每视野有 100 个以上的细菌则尿液中的细菌数约为≥10^7 菌数/mL，每视野有 10 个以上的细菌则尿液中的细菌数约为≥10^5 菌数/mL，每视野有 1 个以上的细菌则尿液中的细菌数约为≥10^4 菌数/mL：可同时观察细菌的形态和运动情况。也可将 0.001 mL 尿液涂布在玻片上进行革兰染色，用油镜观察，如每视野有 1 个以上的细菌则尿液中的细菌数约为≥10^5 菌数/mL。

(2)定量接种法。

用定量接种环取尿液，在血平板上连续划线接种；或用无菌移液器吸取 0.1 mL尿液标本用 9.9 mL 无菌生理盐水稀释后，取 0.1 mL 于血平板上涂布接种，35℃孵箱中孵育 18～24 h，计数平板上生长的菌落数。再计算每毫升尿液中细菌数。

每毫升尿液中细菌数＝平板上的菌落数×1/接种环含尿量(mL)

(3)倾注培养法。

取 0.1 mL 尿液标本用 9.9 mL 无菌生理盐水稀释后，取 1 mL 于无菌平皿中，加入已溶化并冷却至 50℃的普通琼脂培养基，立即混匀，凝固后 35℃孵箱中孵育 18～24 h，计数平板上生长的菌落数。乘上 100，即得每毫升尿液中的细菌数。

若革兰阴性杆菌尿液菌落计数＜10^4/mL 可判断为污染，＞10^5/mL 可判断为感染，10^4/mL～10^5/mL 为可疑需重复检查。对于革兰阳性球菌而言尿液菌落计数＞10^4/mL 可判断为感染菌。菌落计数的影响因素较多，与抗生素的使用、输液、使用利尿剂、尿液的 pH 变化和细菌种类有关，需要根据具体情况进行分析评估。

2. 尿路感染一般由单一细菌引起，偶尔也可由 1 种以上细菌引起。当同一份标本中同时检出 3 种或 3 种以上细菌时，应认为采集或处理标本时被杂菌污染，需重新留取尿液标本检查。

3. 尿液采集时间应选择在抗生素应用前，通常为晨起第一次尿液。采集方法有清洁中段尿采集法、膀胱穿刺采集法、导尿法和集尿法。采集容器应清洁、无菌、加盖、防渗漏，且不含防腐剂和抑菌剂。

4. 尿液是细菌的良好生长环境，采取后应立即检验，放置时间过长会导致感染菌和杂菌过度生长，影响诊断的准确性。不能及时接种的标本可临时存放 4℃冰箱，但不得超过 2 h。冷藏保存的标本不能用于淋病奈瑟菌的培养。

四、病例分析

1.患者,男,33岁,因尿痛、尿频,尿道有黄绿色脓性排出物和分泌物而入院。脓性分泌物涂片革兰染色镜镜检显示有大量多形核白细胞,并且其内有革兰染色阴性双球菌。

(1)根据上述结果,该患者感染的病原体首先考虑是什么?

(2)根据该菌的特点写出详细的检验程序。

2.患者,男,56岁,有尿路不适症状,主要表现为平卧位时有尿意,而站立位时不适症状明显减轻,并有浮肿、尿少,尿常规检查脓细胞满视野。取尿培养,过夜后,在固体培养基上呈扩散生长,形成迁徙生长现象。若在培养基中加入0.1%石碳酸或0.4%硼酸可以抑制其扩散生长,形成一般的单个菌落。在血琼脂平板上有溶血现象。

(1)根据上述结果,该患者感染的病原体首先考虑是什么?

(2)根据该菌的特点写出详细的检验程序。

3.患者,女,27岁,受凉后出现膀胱尿道刺激症状,头痛,恶寒,发热37.4℃,周身关节酸痛,小便黄,无血尿及乳糜尿。对其尿进行培养,在血平板上为光泽、湿润、光滑、呈灰色的菌落。该菌在含有伊红美蓝培养基中,菌落呈深紫色,并有金属光泽。

(1)根据上述结果,该患者感染的病原体首先考虑是什么?

(2)根据该菌的特点写出详细的检验程序。

实验三

生殖道标本的细菌学检验

一、生殖道中常见的病原体

生殖系统感染大多由化脓性细菌引起，如淋病奈瑟菌、葡萄球菌、链球菌、大肠埃希菌、厌氧菌等。亦可见白假丝酵母菌、脆弱类杆菌、厌氧革兰阳性球菌、产气荚膜梭菌、杜克雷嗜血杆菌、阴道加特纳菌、产单核李斯特菌、衣原体、支原体、梅毒螺旋体、阴道滴虫等病原体。

外生殖道定居的正常菌群有乳杆菌、双歧杆菌、凝固酶阴性葡萄球菌、类杆菌、肠杆菌科细菌以及少量念珠菌等。

二、生殖道标本一般细菌检验程序

生殖道标本一般细菌检验程序如图 3-3 所示。

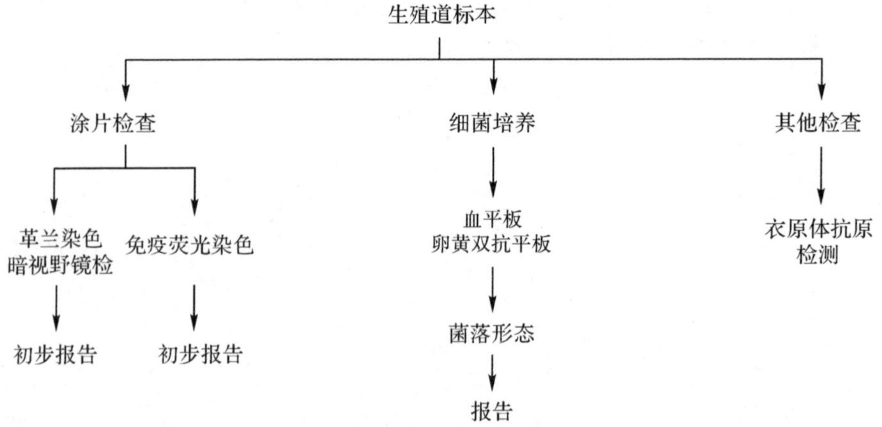

图 3-3　生殖道标本一般细菌检验程序

三、注意事项

1. 淋病奈瑟菌抵抗力差，有自溶性，因此标本采集后应尽快接种和涂片检查，最好是床边接种。如需运送，则应将标本置于专用运送培养基中，外界温度转低时，应注意保温。

2. 阴道中存在有大量正常菌群，采集时应尽量避开阴道壁。需正确评价正常菌群的致病作用。

3. 衣原体为细胞内寄生微生物，采集标本时，取材拭子应在病变部位停留十几秒，并采集尽可能多的上皮细胞。

四、病例分析

1. 患者，女，28岁，已婚，因停经38周，阴道流液2小时而入院，流液量中，色清，伴少许阴道流血，淡红色，伴下腹隐痛。取阴道流液进行血平板和沙包平板培养，过夜，在血平板和沙包上均可见白色、奶油状的单个菌落，取单个菌落在CHROMagar显色平板上孵育24小时可见绿色的菌落。

(1)根据上述结果，该患者感染的病原体首先考虑是什么？

(2)根据该菌的特点写出详细的检验程序。

2. 患者，女，34岁，产后阴道一直流黄水至术后4月，月经来潮，但发现白带颜色偏黄，稍稠，自觉瘙痒。取白带培养过夜，在血琼脂平板上，形成灰白色、表面光滑、有乳光、圆形、β溶血的菌落。触酶试验阴性，CAMP试验阳性。

(1)根据上述结果，该患者感染的病原体首先考虑是什么？

(2)根据该菌的特点写出详细的检验程序。

3. 患者，女，35岁，外阴瘙痒，症状严重时坐卧不宁，还可有尿频、尿痛。急性期白带增多，典型的白带呈白色稠厚的豆渣样，阴道黏膜面有散开的膜状物覆盖。取该患者的白带进行培养过夜，在沙包上长出奶油状菌落，显色反应为紫色。

(1)根据上述结果，该患者感染的病原体首先考虑是什么？

(2)根据该菌的特点写出详细的检验程序。

实验四

肠道标本的细菌学检验

一、肠道标本中常见的病原体

在肠道标本中可以发现的微生物和寄生虫种类很多，分为内源性和外源性。内源性的包括正常菌群的各种厌氧菌、大肠埃希菌、变形杆菌等；外源性的大都是致病性的，涉及细菌、真菌、病毒、寄生虫等几乎所有病原性生物种类。常见的病原体有沙门菌属、志贺菌属、大肠埃希菌属、霍乱弧菌、副溶血性弧菌、弯曲菌、小肠结肠炎耶尔森菌、梭状芽胞杆菌、结核分枝杆菌、金黄色葡萄球菌、艰难梭菌、幽门螺杆菌（胃及十二指肠）等。

肠道标本的检验，除考虑常见的病原体外，应该考虑内源性感染的可能性。

二、肠道标本一般细菌检验程序

肠道标本一般细菌检验程序如图 3-4 所示。

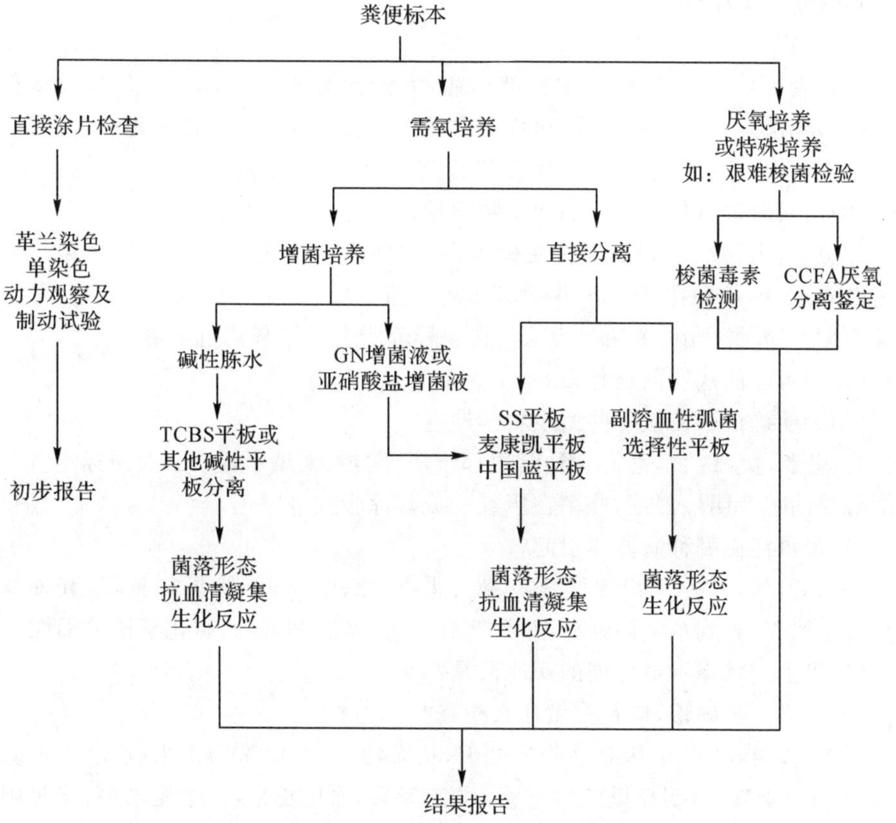

图 3-4 肠道标本的一般细菌学检验程序

三、注意事项

1.肠道内存在大量的正常菌群，除非为了正常菌群的调查和鉴定，一般分离可疑致病菌应使用选择性平板。

2.最好采集急性期和抗生素使用前的粪便标本，进行床边接种。怀疑沙门菌感染时，应在发病 2 周后采集。

3.除怀疑霍乱弧菌、结核分枝杆菌和菌群失调引起的腹泻外，粪便标本一般不做涂片检查。在以糖类发酵为鉴别依据的培养基上，发酵型菌落进行氧化酶试验时会出现假阴性。在选择性平板上挑取菌落时，应使用接种针从菌落中心挑取，而不应使用接种环刮取菌落。

4.沙门菌属容易丢失鞭毛抗原，此时要通过诱导使鞭毛恢复，才能鉴定。

四、病例分析

1.患者，男，8 岁，出现严重腹部疼痛，大便次数不断增加，且多次便血，伴发热、呕吐，到医院急诊，检查有溶血性贫血及血小板减少等溶血性尿毒综合征。

(1)以上症状提示最可能的病原菌是？

(2)应及时进行什么常规的微生物学检查？

2.患者，男，67 岁，取其腹泻便标本，在碱性蛋白胨水标本中 37℃增菌培养箱中培养 6～8 h，接种在 TCBS 平板 37℃培养箱中培养 16～18 h，可见黄色菌落、染色镜检见 G-弯曲杆菌、单端一鞭毛。在 4 号琼脂上可见灰褐色菌落。

(1)最可能的病原菌是什么？

(2)为明确诊断需做哪些微生物学检查？

3. 患者，女，34 岁，恶心、呕吐，腹部绞痛、发热、大量水样泻。粪便标本查到可发酵乳糖的革兰阴性杆菌，此菌在伊红—美蓝琼脂上呈绿色。

(1)最可能由哪种病原体引起？

4.患者，男，6 岁，因出现低热、头痛、恶心、寒战、呕吐、腹泻住院，取粪便标本进行过夜培养，查到革兰阴性杆菌，该菌有动力，不发酵乳糖，硫化氢试验阳性。

(1)以上症状提示最可能的病原菌是？

(2)为进一步确诊，应首先做什么检查？

5.患者，男，32 岁。因急性腹痛 2 天，脓血便 3 天，以脓为主来就诊，大便每天 10 余次至数十次，有明显里急后重感，体温 38℃，血压正常，白细胞增高，未见阿米巴原虫。

(1)可初步诊断为哪种疾病？

(2)采用哪种方法能进行快速诊断？

6.患者，男，30 岁。病人前一天晚上在朋友处吃了海鲜，第二天突然发热，心动过速，腹部绞痛，弥漫性腹部压痛，稀水样便，无脱水征象。经粪便培养，在粪便中检出多形核白细胞，粪便在高盐培养基上分离出弧形或逗点状细菌，该菌神奈川(Kanagawa)试验阳性。

(1)最可能由哪种病原体引起？

(2)采用哪种方法能进行快速诊断？

实验五

呼吸道标本的细菌学检验

一、呼吸道标本中常见的病原体

痰液标本的细菌学检验有助于下呼吸道感染性疾病的诊断，而以链球菌、白喉棒状杆菌等感染为主的上呼吸道感染则以鼻咽拭子为检材。

痰液标本可能出现的细菌常见的有：A族链球菌、肺炎链球菌、肺炎克雷伯菌、铜绿假单胞菌、鲍曼不动杆菌、嗜麦芽窄食单胞菌、大肠埃希菌、阴沟肠杆菌、黏质沙雷菌、脑膜炎奈瑟菌、金黄色葡萄球菌、流感嗜血杆菌、卡他莫拉菌、白喉棒状杆菌、结核分枝杆菌、炭疽杆菌、嗜肺军团菌、念珠菌、曲霉菌等。

上呼吸道有大量的正常菌群存在，正常情况下这些细菌并不致病，但在机体抵抗力下降或某些外在因素作用下，可以侵入下呼吸道致病。因此要正确评价这些菌群的致病作用并不容易。特别是在抗生素作用下或在大量正常菌群掩盖下，致病菌难以检出。

二、呼吸道标本一般细菌检验程序

呼吸道标本一般细菌检验程序如图 3-5 所示。

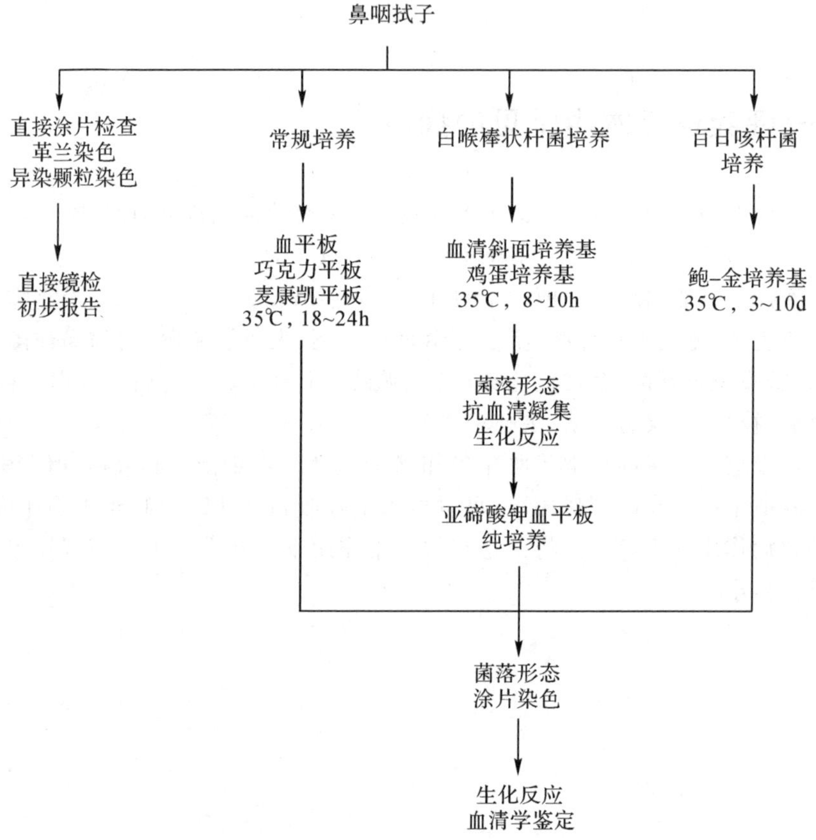

图 3-5　鼻咽拭子一般细菌检验程序

痰液标本的一般细菌检验程序如图 3-6 所示。

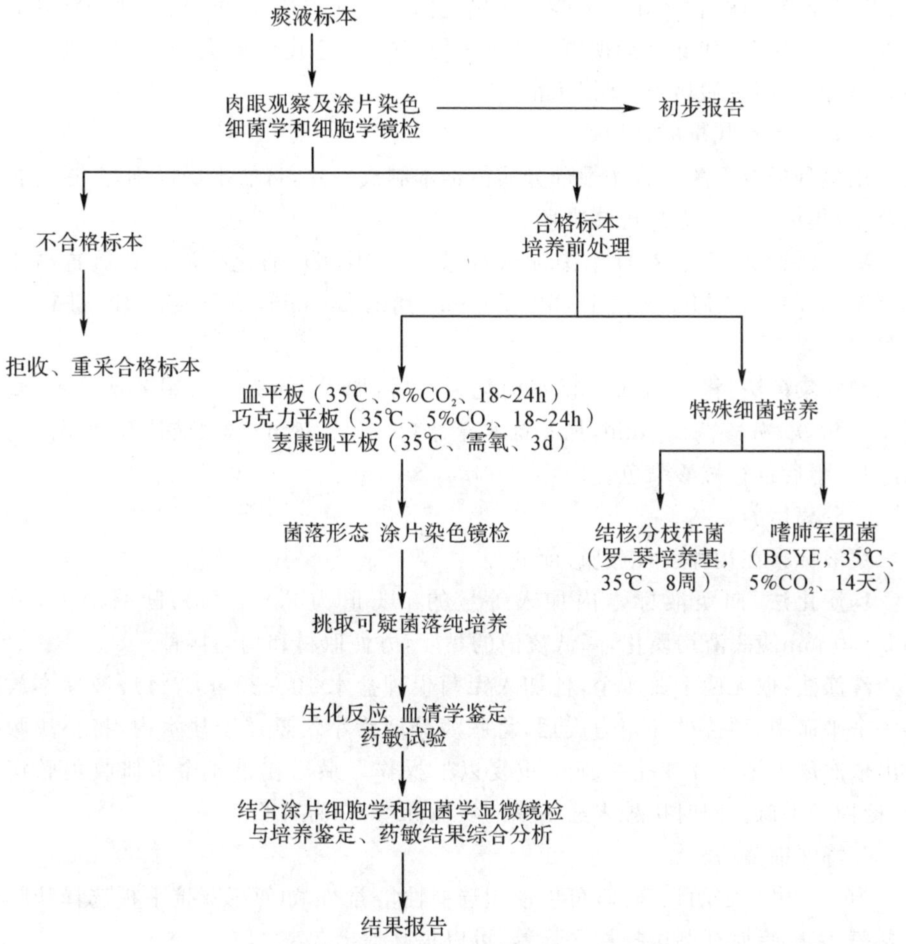

图 3-6 痰液标本的一般细菌检验程序

三、注意事项

1. 上呼吸道标本要及时送检，防止干燥。采集时要尽量避免正常菌群的污染。下呼吸道标本为痰液，选取脓血性的痰液用于细菌学检验。

2. 鼻咽拭子检查脑膜炎奈瑟菌通常用于带菌者的检查，采集的标本要保温35℃，防止干燥。最好床边接种，必要时使用卵黄双抗运送液。

3. 挑选痰液中脓、血性部分涂片，干燥固定后，进行革兰染色镜检。如发现形态典型、有特殊结构，初步可以确定所属菌属或种的细菌，可直接报告。如查见革兰阳性葡萄状排列的球菌，可报告“痰液涂片查见革兰阳性球菌，形似葡萄球菌”，查见革兰阳性双球菌、矛头状，有明显荚膜时，可报告“痰液涂片查见革兰阳性双球菌，形似肺炎链球菌”。如果不能直接确定菌属或种的细菌，可报告“痰液涂片查见革兰×性×菌”。如低倍镜视野白细胞小于 10 个，上皮细胞大于 25 个，则应视为不合格标本，不宜做培养，建议重留。

4. 痰液标本找抗酸杆菌。

用接种环取干酪样或脓性部分痰液标本制成涂片，自然干燥后固定，进行抗酸染色，或集菌涂片后涂片抗酸染色。

离心沉淀集菌法：在标本中加入等量 2% NaOH，消化痰液。然后置高压蒸气灭菌器 103.43 kPa 灭菌后，3000 r/min 离心 30 min，取沉淀涂片，进行抗酸染色。

漂浮集菌法：将 2～3 mL 标本消化灭菌后，加入 1 mL 的二甲苯或汽油，塞紧瓶口，240 次/分震荡 10 min，加蒸馏水至瓶口，静置 30 min，取液体和油层间的油沫涂片，干后进行抗酸染色。

5. 分离培养。

痰液标本在接种前，应进行前处理：

均质化法：向痰液标本内加入等量的 pH 值为 7.6 的 1% 胰酶溶液，放置 35℃、90 min使痰液均质化，降低痰液的黏度，方便取材和均匀接种。

洗涤法：取无菌平皿 4 个，各加入无菌生理盐水 10～20 mL，将痰液标本放入第 1 个平皿中，用接种环用力震摇，将脓痰分散为小块悬浮于盐水内，将小块脓痰取出依次放入第 2、3、4 个平皿中重复以上操作。最后在第 4 个子皿收集脓痰小块，接种于平皿。同时接种未经洗涤的痰液标本，作为对照。

6. 特殊细菌培养。

为了检出特定的致病菌，可以使用选择性培养基，如使用双抗平板选择脑膜炎奈瑟菌、流感嗜血杆菌选择性平板等，可以提高检出效率。

(1)结核分枝杆菌培养：将痰液标本进行前处理后的悬液，用无菌吸管加 2～3 滴于罗-琴培养基或 7H-10 液体培养基中，35℃孵育至 8 周，每周观察 1 次。如有淡黄色、干燥、表面不平的菌落生长，则进行涂片抗酸染色，如为抗酸杆菌，结合菌落形态、生长时间、色泽及鉴定试验，可报告“结核分枝杆菌生长”，也可结合菌落数量和生长时间进行报告。8 周后未生长者报告“经 8 周培养无结核分枝杆菌生长”。

(2)嗜肺军团菌培养：取气管分泌物接种于活性炭酵母琼脂(CYE)或费-高(F-G)平板，35～37℃、5%CO_2 培养，每天用肉眼和显微镜观察，直至第 14 天。如有小的、灰白色菌落生长，在 F-G 上的菌落，360 nm 下可见黄色荧光。取已生长的菌落做涂片革兰染色，为不易着色的革兰阴性多形性杆菌，可用嗜肺军团菌的直接荧光抗体染色进行鉴定。

四、病例分析

1.患者，男，12岁，因肺部感染，出现咳痰、发热、喘息、呼吸急促而入院。检查发现患者支气管扩张，肺膨胀不全并伴肺部纤维化，取痰液进行细菌培养发现在肺部有革兰阴性杆菌，在血平板上长成扁平，湿润的灰绿色菌落，周围有透明的溶血环，该菌氧化酶阳性，有动力，能产生带荧光的水溶性色素。

(1)以上症状提示最可能的病原菌是？

(2)为进一步确诊，应首先做什么检查？

2.患者，男，82岁，有心血管系统症状，出现心悸，气急，双肺呼吸音粗，他还有消化性溃疡，季节性疼痛、多有腹痛、腹胀、恶心呕吐，泛酸嗳气等不适，取痰液进行过夜细菌培养，在血平板上的产生金黄色的菌落，在菌落周围有明显的透明溶血环，血浆凝固酶和触酶均阳性。

(1)以上症状提示最可能的病原菌是？

(2)采用哪种方法能进行快速诊断？

3.患者，女，25岁，因咽喉痛、扁桃体二度肿大、充血、头痛、寒战、干咳和发热，已持续6天。近期不间断地咳痰，并伴有无胸膜胸痛。胸部有啰音，X胸透显示支气管肺炎浸润但无实变。痰液培养2天后可见细菌生长，在血平板上形成灰色扁平，中间凹陷的菌落，周围有草绿色溶血环。该菌为革兰阳性球菌。

(1)以上症状提示最可能的病原菌是？

(2)采用哪种方法能进行快速诊断？

4.患者，男，6岁，因咳痰并伴蛋白尿8天、咽喉痛、鼻塞等症状而入院，取痰液进行细菌培养过夜，在血平板上可见菌体较大，灰白色呈黏液型，相邻菌落容易发生融合，用接种环挑取时呈长丝状。革兰染色为革兰阴性球杆状，成双排列。

(1)以上症状提示最可能的病原菌是？

(2)采用哪种方法能进行快速诊断？

5.患者，女，7岁。发热、声音嘶哑、喉痛伴咳嗽4天，急诊入院，体温38℃，面色苍白，唇稍紫，咽后壁、腭弓和腭垂等处发现白色膜状物，心律不齐，灰白色膜状物涂片有异染颗粒。

(1)以上症状提示最可能的病原菌是？

(2)采用哪种方法能进行快速诊断？

6.患者，男，55岁，患有肺气肿，因急性肺部剧烈疼痛、干咳、高热和水泻而入院。病人严重嗜睡和不间断地咳出黏液性脓痰，X线胸片显示单侧肺炎，肺下叶呈模糊状阴影，在痰液中亦发现含有嗜中性白细胞，用革兰染色法镜检，未发现病菌，气管引流物在普通血平板和巧克力平板培养未见细菌生长，但在富含 L-半胱氨酸的活性炭一酵母浸出液琼脂培养基上培养 4 天后长出菌落，呈蓝绿色，含有革兰阴性短杆菌。

（1）最可能的病原菌是？

（2）根据该菌的特点写出详细的检验程序？

实验六

脑脊液标本的细菌学检验

一、脑脊液标本中常见的病原体

正常人脑脊液是无菌的，检出任何微生物均为异常。能够引起脑膜炎的病原体可因年龄不同而异：儿童常见的有流感嗜血杆菌、脑膜炎奈瑟菌、肺炎链球菌、结核分枝杆菌、柯萨奇病毒、脊髓灰质炎病毒、螺旋体、新型隐球菌等；成人有脑膜炎奈瑟菌、肺炎链球菌、结核分枝杆菌、病毒、钩端螺旋体等；新生儿有大肠埃希菌、其他革兰阴性杆菌、大肠埃希菌、链球菌、葡萄球菌、产单核李斯特菌等；创伤后容易感染链球菌、葡萄球菌、铜绿假单胞菌、肺炎克雷白杆菌及其他革兰阴性杆菌、炭疽杆菌、梭状芽胞杆菌、类杆菌等。

二、脑脊液标本一般细菌检验程序

脑脊液标本一般细菌检验程序如图 3-7 所示。

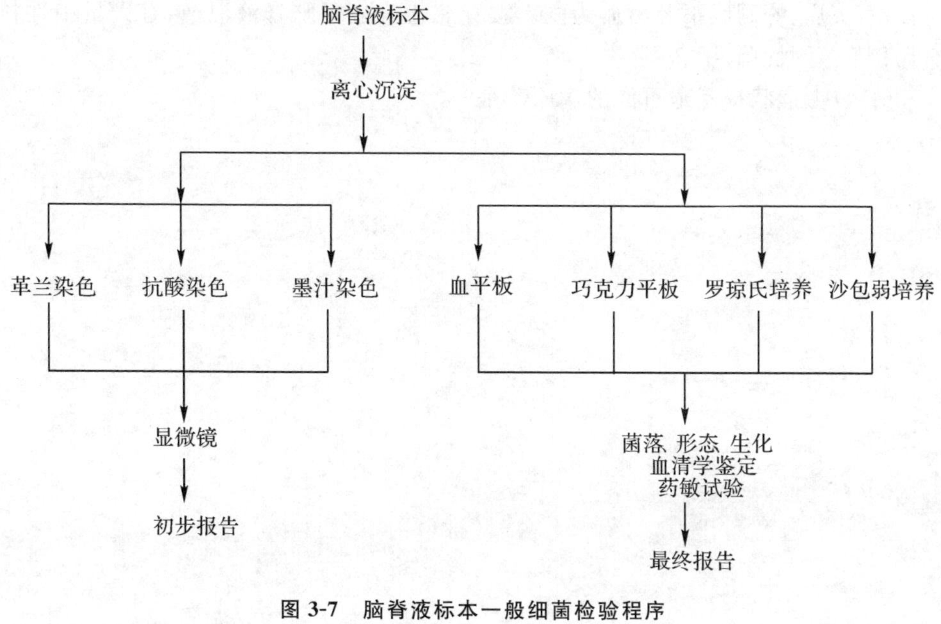

图 3-7　脑脊液标本一般细菌检验程序

三、注意事项

1. 标本采集应在抗菌药物使用前。

2. 脑膜炎奈瑟菌对外界环境抵抗力差，特别对寒冷和干燥敏感，因此要注意将标本在25～37℃保温，不可放置冰箱冷藏或低温保存。防止标本干燥和避免日光直接照射。

3. 引起脑膜炎的细菌都比较“娇贵”，容易死亡或自溶，因此应立即送检并尽快处理，最好床边接种。

4. 流行性脑脊髓膜炎是法定传染病，从脑脊液中分离并鉴定出脑膜炎奈瑟菌，应按规定报告法定部门。

四、病例分析

1. 患者，男，48岁，出现反复乏力、食欲缺乏、腹胀、发热、说话含糊不清、颈项强直，并伴皮肤轻度黄染、巩膜黄染、面色晦暗。脑脊液中含淋巴细胞和有荚膜酵母菌。在沙包上培养出白色的菌落。

(1)以上症状提示最可能的病原菌是?

(2)采用哪种方法能进行快速诊断?

2. 患者，女，61岁，突发头疼1天，有时意识不清、伴有恶心、呕吐，呕吐物为胃内容物，头痛、蛛网膜下腔出血为主。腰穿刺检查显示脑脊液混浊，有大量中性粒细胞和革兰阴性菌。

(1)以上症状提示最可能的病原菌是?

实验七

脓液及创伤感染分泌物的细菌学检验

一、脓液及创伤感染分泌物中常见的病原体

脓液及创伤效果分泌物中常见的细菌有。

革兰阳性菌：金黄色葡萄球菌、溶血性链球菌、消化球菌、消化链球菌、结核杆菌、炭疽杆菌、破伤风杆菌、产气荚膜梭菌及放线菌、奴卡菌。

革兰阴性菌：大肠埃希菌及其他假单胞菌、变形杆菌、拟杆菌、梭杆菌等。

真菌：曲霉菌、青霉菌、毛霉菌、假丝酵母菌。

二、脓液及创伤感染分泌物一般细菌检验程序

脓液及创伤感染分泌物一般细菌检验程序如图 3-8 所示。

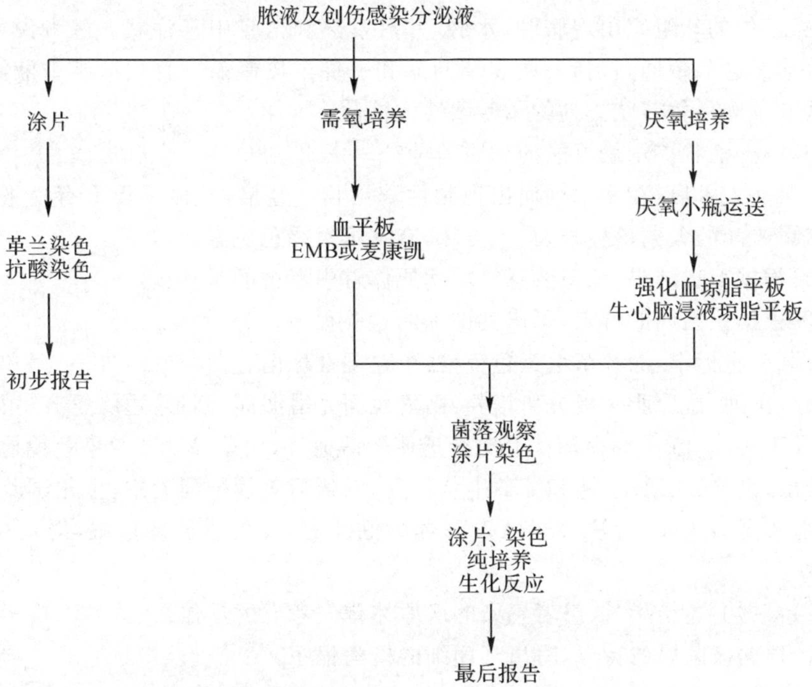

图 3-8　脓液及创伤感染分泌物一般细菌检验程序

三、注意事项

1. 脓液及创伤感染分泌液标本的性状观察和直接涂片，极其重要，可以指导进一步的检验方向。

2. 直接涂片有细菌，而普通需氧培养无细菌生长，应考虑以下情况：①患者正在接受抗菌药物治疗；②可能是厌氧菌感染；③标本处理不当或培养基不合适。

3. 接种的平板应培养至 48 h 后，仍无菌生长，可报告“培养 48 h 无菌生长”。

四、病例分析

1. 患者，男，38 岁。足趾水泡破溃 3 天，后因发热、疼痛，继之皮肤变黑而入院。检查后发现，整个脚板高度肿胀，皮肤紧张局部伤口有恶臭味。采集坏死组织进行细菌学检查，见革兰阳性粗大杆菌，有荚膜。在厌氧血琼脂培养基上菌落有双层溶血环。在牛乳培养基上出现汹涌发酵现象。

(1)以上症状提示最可能的病原菌是？

(2)该致病菌的主要生物学特性是什么？

2. 患者，女，37 岁，手臂上有一个浅蓝色溃疡，查体发现伤口周围有许多小水泡，感染部位的软组织出现脓肿、水肿，并有发热和全身中毒症状。患者说旅游中买了许多纪念品带回，包括一些皮革制品和一件羊皮制品。直接取组织液涂片镜检查找有荚膜呈竹节状排列的革兰阳性大杆菌。

(1)以上症状提示最可能的病原菌是？

3. 某病人术后，在手术创面出现脓性分泌物。经培养，血平板上有扁平、枫叶状带金属光泽的大菌落生长，具生姜味，有水溶性绿色色素。

(1)根据上述结果，该患者感染的病原体首先考虑的是什么？

(2)根据该菌属的特点，写出其详细的检验程序。

4. 某一脓标本，涂片革兰染色镜检：革兰阳性球菌，直径 1 μm 左右，呈单个、成对或短链排列；血琼脂平板分离培养：菌落表面光滑湿润，圆形，边缘整齐，黄色，凸起，直径 1～1.5 mm，菌落周围有完全透明的溶血环；菌落涂片革兰染色镜检：革兰阳性球菌，呈单个、双、短链和葡萄串状排列，以葡萄串状排列为主；生化试验：触酶阳性，血浆凝固酶(试管法)阳性，发酵葡萄糖产酸，发酵甘露醇产酸，对新生霉素敏感。

(1)根据上述结果，该患者感染的病原体首先考虑的是什么？

(2)根据该菌属的特点，写出其详细的检验程序。

附录一

常用器具的清洗

一、器皿洗涤的注意事项和方法

1. 一般新的玻璃器皿用2%的盐酸溶液浸泡数小时，用水冲洗干净。

2. 新的载玻片或盖玻片可先在2%盐酸溶液中浸1 h，然后用水冲洗2～3次，最后用蒸馏水洗2～3次，洗后烘干冷却或浸于95%酒精中保存备用。

3. 用过的载玻片或盖玻片，先擦去油垢，再放在5%肥皂水中煮10 min后，立即用清水冲洗，以后放在洗涤液(稀释)中浸泡2 h，再用清水洗至无色为止，最后用蒸馏水洗数次，干后浸于95%酒精中保存备用。

4. 凡遇有传染性材料的器皿，洗涤前应经高压灭菌后清洗。含有琼脂培养基的器皿，可先用小刀或铁丝将器皿中的琼脂培养基刮去，或把它们用水蒸煮，待琼脂融化后趁热倒出，然后用水洗涤。

5. 用过的器皿应立即洗涤，有时放置太久会增加洗涤困难。

6. 洗涤后的器皿达到玻璃能被水均匀湿润而无条纹和水珠。

二、铬酸洗液的配制

20 g的$K_2Cr_2O_7$，溶于40 mL水中，将浓H_2SO_4 360 mL徐徐加入$K_2Cr_2O_7$溶液中(千万不能将水或溶液加入H_2SO_4中)，边倒边用玻璃棒搅拌，并注意不要溅出，混合均匀，待冷却后，装入洗液瓶备用。

新配制的洗液为红褐色，氧化能力很强，当洗液用久后变为黑绿色，即说明洗液无氧化洗涤力。

附录二

常用的培养基

1. 伊红亚甲蓝琼脂(Eosin Methylene Blue Agar)。

蛋白胨	10 g	K_2HPO_4	2 g
琼脂	15 g	乳糖	10 g
蒸馏水	1000 mL		

将前5项成分混合，加热溶化，校正pH后高压灭菌。冷却至60℃，无菌加入2%伊红和亚甲蓝溶液，充分摇匀，倾注平板。

供肠道致病菌及大肠菌群的分离。伊红和亚甲蓝两种染料一酸一碱。两者在培养基中为指示剂，对革兰阳性菌有抑制生长作用。当大肠埃希菌分解乳糖时，菌落中的伊红和美蓝相结合形成紫红色的复合物，有时呈金属光泽；而不分解乳糖的细菌其菌落为无色或灰白色；有的细菌因产生碱性物质较多，而出现蓝色菌落。

2. SS琼脂。

牛肉膏粉	5 g	蛋白胨	5 g
乳糖	10 g	胆盐	8.5 g
枸橼酸钠	8.5 g	硫代硫酸钠	8.5 g
枸橼酸铁	1 g	琼脂	15 g
1%中性红水溶液	2.5 mL	0.1%煌绿水溶液	0.33 mL
蒸馏水	1000 mL	pH	7.0～7.1

将上述成分(除中性红、煌绿)混合于水中，加热煮沸溶解，校正pH，然后加入中性红和煌绿水溶液，充分混匀冷却至50℃时倾注平板。

用于志贺菌和沙门菌分离。SS琼脂为强选择性培养基。其成分除了有必要的胨、牛肉膏等氮、碳源外，其他则为选择性抑制剂和缓冲剂。如枸橼酸钠、胆盐、硫代硫酸钠的协同作用与煌绿共同来抑制肠道非病原性细菌及部分大肠埃希菌的生长；对志贺菌属及沙门菌属相对抑制性较弱。硫代硫酸钠有助于大肠菌的菌落着色，枸橼酸铁能缓解某些药物对病原菌的毒性作用，同时与细菌产物起反应呈黑色菌落。中性红可把分解乳糖和不分解乳糖的细菌鉴别开，前者为红色菌落，后者为无色菌落，故此具有选择性鉴别作用。

3. 麦康凯平板。

蛋白胨	20 g	乳糖	10 g
胆盐	5 g	氯化钠	5 g

琼脂	20 g	0.5%中性红水溶液	5 mL
蒸馏水	1000 mL		

将各成分(除中性红外)混合,加热溶解,校正 pH 为 7.2,加入中性红溶液,高压灭菌 115℃,15 min,冷却至约 50℃,倾注平板。

供肠道致病菌的分离培养和非发酵细菌鉴别用。该培养基利用胆盐来抑制革兰阳性细菌生长,为中等程度选择性培养基,抗菌力略强,有少数革兰阴性菌不生长;而对伤寒等沙门菌促进生长的作用。利用乳糖发酵,中性红的颜色可把分解乳糖和不分解乳糖的细菌区别开。沙门菌及志贺菌呈无色菌落,大肠埃希菌呈桃红色菌落。在麦康凯平板上能够生长,是非发酵菌鉴定的一个根据。如果用麦康凯平板作为原始标本分离的培养基时,应注意该标本在血平板上的细菌分离生长情况,以免遗漏部分被抑制生长细菌。

4. 山梨醇麦康凯琼脂。

蛋白胨	5 g	蛋白胨	3 g
氯化钠	5 g	胆盐	5 g
山梨醇	10 g	琼脂粉	12 g
0.01%结晶紫水溶液	1 mL	0.5%中性红水溶液	5 mL
蒸馏水	1000 mL	pH	7.2

将上述成分(除中性红、琼脂粉、结晶紫、山梨醇)混合于水中,加入溶解,校正 pH,再加入琼脂粉加热煮沸溶解。分装三角烧瓶 100 mL,经 121℃,15 min 灭菌备用。临用时,加热溶解,再加入山梨醇、结晶紫及中性红水溶液,摇匀倾注平板。

用于致病性、侵袭性和产毒性大肠埃希菌分离培养。用山梨醇替代乳糖制成的麦康凯琼脂有利于对部分大肠菌的鉴别。如致病性、侵袭性和产毒性大肠菌有部分菌株不发酵山梨醇,在此培养基上生长的菌落呈无色。

5. 中国蓝琼脂。

牛肉膏	5 g	氯化钠	5 g
蛋白胨	10 g	琼脂	15 g
乳糖	10 g	无菌 1%中国蓝水溶液	3 mL
1%玫瑰红酸乙醇溶液	3 mL	蒸馏水	1000 mL
pH	7.2～7.4		

将前 5 项成分溶于 1000 mL 蒸馏水中,校正 pH 为 7.4 后,高温灭菌,115℃,15 min。冷却至 60℃,无菌加入中国蓝溶液和玫瑰红酸乙醇溶液,充分摇匀后,倾注平板。制好后应呈淡紫红色,若过碱则呈鲜红色,过酸则呈蓝色,均不适用。

中国蓝水溶液徐徐煮沸或高压 115℃,15 min 灭菌后应用。玫瑰红酸乙醇溶液,无须灭菌,但加热时应避开火焰。

可抑制革兰阳性细菌,是较好的弱选择性培养基。以中国蓝为指示剂,无抑制作用，玫瑰红酸仅能抑制革兰阳性细菌生长，而对大肠埃希菌没有抑制作用。发酵性革兰阴性杆菌因分解乳糖能力不同，在此种平板上的菌落颜色不同，便于鉴别菌种。

该培养基中不含胆盐，与SS琼脂配对用于粪便中志贺菌和沙门菌的分离是比较合理的。

6. HE琼脂。

蛋白胨	12 g	酵母浸膏	3 g
乳糖	12 g	蔗糖	12 g
水杨素	2 g	混合胆盐	9 g
氯化钠	5 g	硫代硫酸钠	5 g
枸橼酸铁铵	1.5 g	0.4%溴麝香草酚蓝	16 mL
0.5%酸性品红	12 mL	琼脂粉	12 g
蒸馏水	1000 mL	pH	7.5

将上述成分(除指示剂)称量混合于水中，加热溶解，校正pH，最后加入指示剂，冷却至50～55℃倾注灭菌平皿。

供沙门菌属及志贺菌属分离培养使用。该培养基既有较强的选择性，又有一定的鉴别性，因为培养基内含有高浓度的胆盐，能抑制革兰阳性及大肠埃希菌的生长，而有利于沙门菌的生长，因此具有选择性。培养基内含有乳糖、蔗糖和水杨素等3种糖作为鉴别系统，溴麝香草酚蓝和酸性品红指示剂作用，能把发酵糖类的细菌区别开。前者为橘黄色，后者为淡蓝色菌落。能产生H_2S的沙门菌其菌落无色半透明，中心显黑色，志贺菌在此培养基上呈淡蓝色半透明，因此易于鉴别。

7. 单糖(苷、醇)发酵培养基。

蛋白胨	10 g
糖	5～10 g
氯化钠	5 g
16 g/L溴甲酚紫乙醇溶液	1 mL
蒸馏水	1000 mL
pH	7.4～7.6

将上述成分溶解后，调pH 7.6，分装试管，经54.04 kPa高压灭菌15 min，如需观察产气，可于每一试管中加小导管1只。葡萄糖、甘露醇、侧金盏花醇、肌醇和水杨苷等可在灭菌前加入培养基内，阿拉伯糖、木糖和各种双糖则必须于灭菌后加入培养基内。此培养基主要用于革兰阴性杆菌的鉴别。

8. 蛋白胨水培养基。

蛋白胨(或胰胨)	20 g	氯化钠	5 g
蒸馏水	1000 mL	pH	7.4

将上述成分溶解后，调 pH 为 7.4，分装小试管，高压灭菌，103.43 kPa 灭菌 15 min，用于吲哚试验。

9. 胆汁七叶苷培养基。

牛肉膏	3.0 g	蛋白胨	5.0 g
七叶苷	1.0 g	枸橼酸铁铵	0.5 g
牛胆粉	40.0 g	琼脂	15.0 g
蒸馏水	1000 mL		

将上述成分混合后加热溶解，调 pH 为 7.0，分装试管后经 68.95 kPa 高压灭菌 15 min，趁热制成斜面后备用。此培养基主要用于 D 群链球菌、肠球菌及厌氧菌等细菌的鉴定。

10. 动力-吲哚-尿素(MIU)培养。

蛋白胨	10 g	200 g/L 尿素液	100 mL
氯化钠	5 g	琼脂	2 g
葡萄糖	1 g	蒸馏水	1000 mL
磷酸二氢钾	2 g	pH	7.0
4 g/L 酚红水溶液	2 mL		

除尿素和酚红外，其他成分混合于水中加热溶解，调 pH 为 7.0，再加入酚红指示剂，68.95 kPa 高压灭菌 15 min，待冷却至 80～90℃时，无菌加入滤过除菌的尿素液，分装无菌试管，每管 3 mL，直立放置待凝固。此培养基主要用于肠杆菌科细菌的初步鉴定，亦可用于副溶血弧菌及气单胞菌属的初步鉴定。

11. 副溶血性弧菌选择性琼脂平板。

蛋白胨	20 g	氯化钠	40 g
琼脂	17 g	蒸馏水	1000 mL
1∶10 000 结晶紫溶液	5 mL		

将以上成分(结晶紫除外)加热溶化于蒸馏水中，调整 pH 为 8.7(加 300 g/L 氢氧化钾约 0.4 mL)，煮沸过滤后加入结晶紫液。高压灭菌 103.43 kPa、30 min，待冷至 50℃左右倾注无菌平板备用。此培养基主要用于分离培养副溶血性弧菌。

12. 碱性蛋白胨水。

蛋白胨	10 g	蒸馏水	1000 mL
氯化钠	5 g		

将上述成分溶解于蒸馏水并矫正 pH 为 8.4，分装成每管 5～7 mL，103.43 kPa 灭菌 15 min，备用。此培养基主要用于霍乱弧菌增菌培养。

13. 碱性琼脂培养基。

肉膏汤	1000 mL	琼脂	20 g
pH	8.4		

将琼脂加于肉膏汤中加热溶化，调整 pH 为 8.4，煮沸过滤后，分装于烧瓶中，高压灭菌 103.43 kPa，30 min，待冷至 50℃左右，倾注无菌平皿备用。此培养基主要用于分离霍乱弧菌。

14. 克氏双糖铁（KIA）复合培养基。

蛋白胨	20 g	牛肉膏	3 g
酵母膏	3 g	乳糖	10 g
葡萄糖	1 g	氯化钠	5 g
柠檬酸铁铵	0.5 g	硫代硫酸钠	0.5 g
琼脂	12～15 g	4 g/L 酚红水溶液	6 mL
蒸馏水	1000 mL	pH	7.6

除糖类和酚红外，其他各成分均加热溶解，调 pH 为 7.4～7.6，再加人糖类和酚红溶液，混匀，过滤分装，每管 3 mL，68.95 kPa 灭菌 15 min，取出后制成斜面，斜面和底层各 1/2。此培养基主要用于肠杆菌科细菌的初步鉴定，亦可用于非发酵菌的初步鉴定。

15. 硫代硫酸盐-柠檬酸盐-胆盐-蔗糖（TCBS）琼脂。

蛋白胨	10 g	枸橼酸铁	10 g
酵母膏粉	5 g	溴麝香草酚蓝	0.04 g
硫代硫酸钠	10 g	枸橼酸钠	10 g
琼脂	14 g	牛胆盐	8 g
蔗糖	20 g	蒸馏水	1000 mL

除指示剂和琼脂外，将各成分加热溶解于蒸馏水中，校正 pH 为 8.6，加入指示剂和琼脂，煮沸至完全溶解，并倾注平板。此培养基主要用于霍乱弧菌和副溶血性弧菌的分离培养。

16. 硫乙醇酸钠肉汤。

硫乙醇酸钠	1 g	葡萄糖	10 g
牛肉浸汤	1000 mL	琼脂	0.5 g
2 g/L 美蓝水溶液	1 mL		

除美蓝外其余成分加入牛肉浸汤中溶解，调整溶液 pH 为 8.0，加入美蓝水溶液混合后过滤，分装试管，每管 10 mL，103.43 kPa 高压蒸气灭菌 20 min 后备用。使用前需煮沸 10 min，以驱除培养基中的氧气，使培养基成为无色。此培养基需尽量新鲜使用，不可多次加热使用。此培养基主要用于厌氧菌的增菌培养。

17. 硫乙醇酸盐（THIO）培养基。

胰酶解酪蛋白	17.0 g	植物胨或大豆胨	3.0 g
葡萄糖	6.0 g	氯化钠	2.5 g

硫乙醇酸钠	0.5 g	琼脂	0.7 g
L-半胱氨酸	0.25 g	亚硫酸钠	0.1 g
5 g/L 氯化血红素溶液	1 mL	10 g/L 维生素 K1 溶液	0.1 mL
蒸馏水	1000 mL		

混合上述各成分加热至完全溶解，煮沸 1～2 min，冷却后调 pH 为 7.2～7.4，分装后置 103.43 kPa 高压灭菌 15 min，4℃保存备用。此培养基主要用于多数厌氧菌的分离和培养。

18. 卵黄琼脂平板。

胰酪胨	40.0 g	葡萄糖	2.0 g
磷酸氢二钠	5.0 g	氯化钠	2.0 g
50 g/L 硫酸镁	0.2 mL	琼脂	20.0 g
蒸馏水	1000 mL		

将以上成分加热溶解，调 pH 为 7.3～7.4，103.43 kPa 高压灭菌 15 min，冷至60℃加入 500 g/L 蛋黄盐水 100 mL，混匀倾注平板。4℃保存备用。此培养基主要用于卵磷脂酶和脂酶的测定。

19. 70 g、100 g/L 氯化钠蛋白胨水。

蛋白胨	10 g	氯化钠	70 g 或 100 g
蒸馏水	1000 mL		

将上述成分混匀，加热溶解，调整 pH 为 7.8，分装于试管中，68.95 kPa 灭菌 15 min。此培养基主要用于培养和鉴定副溶血性弧菌。

20. 马铃薯葡萄糖琼脂(PDA)。

马铃薯粉	200.0 g	葡萄糖	20.0 g
琼脂	20.0 g	蒸馏水	1000 mL

取马铃薯粉加水 1000 mL，煮 30 min 后用纱布过滤，将滤液补足至1000 mL再加入葡萄糖、琼脂、加热溶解，分装，经 103.4 kPa、15 min 高压灭菌。此培养基主要用于观察真菌菌落的色素，如红色癣菌菌落呈红色，石膏样癣菌菌落无色。

21. 明胶培养基。

牛肉膏	3 g	蛋白胨	5 g
明胶	120 g	蒸馏水	1000 mL
pH	7.6		

将上述成分加热溶解，调 pH 为 7.6，过滤，分装试管，68.95 kPa 灭菌 12 min，置冷水中迅速冷却，凝固后存于冰箱中备用。此培养基主要用于检测细菌液化明胶的能力。

22. 脲酶培养基。

蛋白胨	0.1 g	4 g/L 酚红	0.3 mL

氯化钠	0.5 g	尿素	2 g
葡萄糖	0.1 g	磷酸二氢钾	0.2 g
蒸馏水	100 mL		

除尿素外，其他成分加入蒸馏水中，加热溶解，68.95 kPa 灭菌 15 min，再加尿素 2 g，调整 pH 为 6.8，分装，每管 0.5 mL，备用。此培养基主要用于检测细菌等微生物产生脲酶的能力。

23. 牛心脑浸液琼脂(BHIA)与牛心脑浸液血琼脂(BHIB)。

牛脑浸出液	200 mL	牛心浸出液	250 mL
蛋白胨	10.0 g	酵母浸出物(粉)	5.0 g
葡萄糖	2.0 g	氯化钠	5.0 g
磷酸氢二钠	2.5 g	L-半胱氨酸	0.5 g
氯化血红素(5 g/L)	1 mL	维生素 Kl(10 g/L)	0.1 mL
蒸馏水	1000 mL		

牛心脑浸出液的制备：将去筋膜并绞碎的牛脑和牛心各 500 g，分别置于 2 只 2000 mL 的三角烧瓶中，各加 1000 mL 蒸馏水。置 4℃冰箱过夜。次日撇去浮油，分别置 45℃水浴中加温 1 h，再煮沸 30 min，用纱布过滤。牛脑浸液不易滤清，可倒入三角量杯中，再置冰箱待杂质沉降，吸取上清液。各补足水分至 1000 mL，103.43 kPa 高压灭菌 15 min 后备用。

将已制备的牛心脑浸液和上述成分加入容器内，加蒸馏水至 1000 mL，加热溶解，冷却后调 pH 为 7.6～7.8。分装后 103.43 kPa 高压灭菌 15 min。

牛心脑浸液琼脂(BHIA)与牛心脑浸液血琼脂(BHIB)上述牛脑浸液基础培养基加入 2%琼脂，即为心脑琼脂。在心脑琼脂中加入 5%～10%脱纤维羊血，即成心脑血琼脂。此培养基适用于绝大多数厌氧菌的分离和培养。

24. 葡萄糖蛋白胨水培养基。

蛋白胨	7 g	葡萄糖	5 g
磷酸氢二钾	5 g	蒸馏水	1000 mL
pH	7.2		

将上述成分溶化后，调 pH 为 7.2，分装试管，103.43 kPa 灭菌 15 min 后备用。此培养基主要用于甲基红和 VP 试验。

25. 七叶苷琼脂培养基。

糖发酵基础液(无指示剂)	1000 mL	枸橼酸铁	0.5 g
七叶苷	1.0 g	琼脂	15.0 g

混合以上成分，加热溶解，调整 pH 为 7.0。分装后置 68.95 kPa 高压灭菌，做成斜面备用。

用于七叶苷水解试验。

26.糖发酵试验培养基。

胰蛋白胨	2.0 g	氯化钠	0.5 g
蒸馏水	100 mL	0.4%溴麝香草酚蓝	1.2 mL
糖含量	2%		

上述成分溶于蒸馏水，103.4 kPa、15 min 高压灭菌，分装备用。此培养基主要用于真菌糖发酵试验。

27.糖同化试验培养基。

硫酸铵	5.0 g	磷酸二氢钾	1.0 g
结晶硫酸镁	0.5 g	酵母浸膏	0.5 g
琼脂	20.0 g	蒸馏水	1000 mL

上述成分溶于蒸馏水，103.4 kPa、15 min 高压蒸汽灭菌，分装备用，用于真菌糖同化试验。

28.硝酸盐还原试验用培养基。

硝酸钾(不含 NO_2^-)	0.2 g	蛋白胨	5 g
蒸馏水	1000 mL	pH	7.4

将上述成分溶解于水，调 pH 为 7.4，分装试管，103.43 kPa 灭菌 15 min 后备用，用于检测细菌对硝酸盐的还原能力。

29.氧化-发酵(O/F)试验培养基。

蛋白胨	2.0 g	2 g/L 溴麝香草酚蓝溶液	12 mL
糖	10 g	琼脂	4.0 g
氯化钠	5.0 g	蒸馏水	1000 mL
磷酸二氢钾	0.3 g		

将蛋白胨和盐类加水溶解后，校正 pH 为 7.2，加入糖、琼脂，隔水煮沸，溶化琼脂，然后加入指示剂，分装试管，其高度为 75 mm，高压灭菌 68.95 kPa，15 min 后备用。此培养基用于细菌代谢类型的鉴定。

30.玉米粉 Tween-80 琼脂。

玉米粉	40.0 g	琼脂	20.0 g
蒸馏水	1000 mL	Tween-80(吐温-80)	10 mL

先将玉米粉混于水中，然后加热 65℃ 1 h，过滤，补足到原水量，然后再加入琼脂及 Tween-80(吐温-80)，灭菌后分装试管或平皿内备用。此培养基用于观察白假丝酵母菌的厚膜孢子。

31.沙氏培养基(SDA)。

葡萄糖	40.0 g	蛋白胨	10.0 g
琼脂	20.0 g	蒸馏水	1000 mL

将上述成分溶解于蒸馏水中，经 68.95 kPa 高压蒸气灭菌 15 min 即可。此培

养基用于浅、深部真菌的培养。

32. CDC 厌氧血琼脂平板。

胰酶解酪蛋白	15.0 g	10 g/L 维生素 K_1	1 mL
植物胨或木瓜酶消化豆粉	5.0 g	半胱氨酸	0.4 g
氯化钠	5.0 g	脱纤维羊血或兔血	50 mL
琼脂	20.0 g	蒸馏水	1000 mL
酵母浸出粉	5.0 g		
10 g/L 氯化血红素	0.5 mL		

将上述成分(除血液外)混合，加热溶解，冷却后调整 pH 为 7.4，103.43 kPa 高压灭菌 15 min，冷却至 50℃，加入无菌脱纤维羊血或兔血 50 mL，混匀后倾注平板。此平板用于厌氧菌的分离和培养。

33. GN 增菌液。

胰蛋白胨	2 g	葡萄糖	0.1 g
甘露醇	2 g	去氧胆酸钠	0.05 g
无水磷酸氢二钾	0.4 g	蒸馏水	100 mL
柠檬酸钠	0.5 g	无水磷酸二氢钾	0.15 g
氯化钠	0.5 g		

将上述成分溶解于水，调整 pH 为 7.0，每管分装 10 mL，高压灭菌 115℃，15 min，4℃保存备用。适用于粪便标本中志贺菌属的增菌。

34. L 型培养基的制备。

牛肉浸液	100 mL	蛋白胨	2.0 g
琼脂	0.8 g	明胶	3.0 g
氯化钠	4.0 g		

将上述成分(除明胶外)加入牛肉浸液中，加热溶化调整 pH 为 7.6。加入明胶后，103.43 kPa，15 min 灭菌。待冷至 50～60℃倾注平板。

用于 L 型细菌的培养。

35. 庖肉培养基。

牛肉渣	0.5 g	牛肉汤	7 mL

取制备牛肉浸液剩下的并经过处理的肉渣，装于 15～150 mm 试管内，每管 0.5 g，并加入 pH 为 7.6 的肉汤培养基 7 mL，上盖 3～4 mm 厚的融化凡士林，经 103.43 kPa 高压灭菌 15 min 后备用。此培养基主要用于厌氧菌的增菌及菌种保存。

附录三

常用试剂

1. 苯丙氨酸脱氨酶试剂。

取三氯化铁 10 g,溶于 100 mL 蒸馏水中即可。

2. 靛基质试剂。

取对二甲基氨基苯甲醛 10 g,溶于 95%乙醇 150 mL 中,再徐徐加入浓盐酸 50 mL(乙醇用丁醇或正戊醇代替更好)。

3. 甲基红试剂。

取甲基红 0.06 g,95%乙醇 180 mL,混合溶解后,再加入蒸馏水 120 mL 即成。

4. 革兰染液的配制。

结晶紫染液:称取结晶紫 4～8 g,溶于 100 mL 95%乙醇中制成饱和液。取饱和液 20 mL 与 10 g/L 草酸铵水溶液 80 mL 混合,过滤。

卢戈碘液:称取碘化钾 2 g,以 10 mL 蒸馏水充分溶解,然后加碘 1 g,待完全溶解后再加蒸馏水至 300 mL。

稀释石炭酸复红:称取 4 g 碱性复红溶解于 100 mL 95%乙醇内,即配成碱性复红饱和乙醇溶液。吸取 10 mL 饱和液和 90 mL 50 g/mL 石炭酸水溶液混匀,即为石炭酸复红液。

取 10 mL 石炭酸复红液加 90 mL 蒸馏水混匀即成。

5. 0.025 mol/L 磷酸盐缓冲液。

原液:

A 液:$Na_2HPO_4 \cdot 2H_2O$ 35.61 g 加蒸馏水至 1000 mL;

B 液:$NaH_2PO_4 \cdot H_2O$ 27.6 g 加蒸馏水至 1000 mL。

应用液:

0.025 mol/L pH 6.8 磷酸盐缓冲液:A 液 24.5 mL+B 液 25.5 mL+蒸馏水 350 mL,混匀,过滤除菌,4℃保存。

0.025 mol/L pH 7.4 磷酸盐缓冲液:A 液 40.5 mL+B 液 9.5 mL+蒸馏水 350 mL,混匀,过滤除菌,4℃保存。

6. 0.03 mol/L 磷酸盐缓冲液。

磷酸氢二钠	0.84 g
磷酸二氢钾	1.36 g
蒸馏水	1000 mL

将磷酸氢二钠和磷酸二氢钾溶于蒸馏水中,pH 7.2～7.4,分装,103.43 kPa

压力蒸气灭菌 30 min 后备用。

7. 100 g/L 去氧胆酸钠溶液。

去氧胆酸钠	10.0 g	95%乙醇	10 mL
蒸馏水	90 mL		

将上述各种成分溶解混合即成

8. 乳酸酚棉蓝染色液。

染色液配制：石炭酸 20 mL，乳酸 20 mL，甘油 40 mL，蒸馏水 20 mL，将这四种成分混合，稍加热溶解，然后加入棉蓝 50 mg，混匀，过滤即可。

9. 糖发酵缓冲液。

磷酸氢二钾	0.04 g	磷酸二氢钾	0.01 g
氯化钾	0.8 g	10 g/L 酚红水溶液	0.2 mL
蒸馏水	10 mL		

将上述成分加蒸馏水至 100 mL，过滤除菌，4℃保存备用。

10. 魏曦鞭毛染液的配制。

饱和钾明矾液 2 mL、50 g/L 石炭酸液 5 mL、200 g/L 鞣酸液 2 mL 相混合即成。

临用时加碱性复红乙醇饱和液混合后过夜，次日过滤后使用。此染液以 3 日内使用效果最好。

11. 萋-尼抗酸染色液。

染色剂（石炭酸复红液）：碱性复红乙醇饱和液（碱性复红 8 g，溶于 95%乙醇 100 mL 中）10 mL，加 5%石炭酸水溶液 90 mL，混匀即可。

脱色剂：3%盐酸乙醇液（浓盐酸 5 mL 加 95%乙醇 95 mL 混匀），使用时 10 倍稀释。

复染剂：亚甲蓝 0.3 g 加 95%乙醇 50 mL 待溶后，加蒸馏水 100 mL，混匀。使用时 10 倍稀释。

12. 硝酸盐还原试验试剂。

甲液：对氨基苯磺酸	0.8 g	溶于 5 mol/L 醋酸	100 mL
乙液：α-萘胺	0.5 g	溶于 5 mol/L 醋酸	100 mL

13. 芽胞染色液的配制。

石炭酸复红液：碱性复红乙醇饱和液（碱性复红 8 g，溶于 95%乙醇 100 mL 中）10 mL，加 5%石炭酸水溶液 90 mL，混匀即可。

碱性美蓝液：称取美蓝 2 g，溶于 95%乙醇 100 mL，即成美蓝酒精饱和液。取此饱和液 30 mL 与 0.1 g/L 氢氧化钾水溶液 100 mL 混匀即成。

14. 氧化酶试剂。

取 1 g 盐酸二甲基对苯二胺（或盐酸二甲基对苯四胺）溶于 100 mL 蒸馏水即可。

15. Albert 染色液。

甲液：甲苯胺蓝	0.15 g	孔雀绿	0.2 g
冰醋酸	1 mL	95%乙醇	2 mL
蒸馏水	100 mL		
乙液：碘	2.0 g	碘化钾	3.0 g
蒸馏水	300 mL		

配制方法：

甲液：将甲苯胺蓝和孔雀绿放于研钵内，加 95%乙醇研磨使其溶解，然后边研磨边加冰醋酸和水，存储于瓶内，放室温过夜，次日用滤纸过滤后装入棕色瓶中，置阴暗处备用。

乙液：将碘和碘化钾混合，加双蒸水少许，充分振摇，待完全溶解后再加双蒸水至 300 mL。

用于白喉棒状杆菌异染颗粒染色。

16. $FeCl_3$ 试剂。

$FeCl_3 \cdot 6H_2O$	12 g	2% HCl	100 mL

将三氯化铁溶于 100 mL 的 2%盐酸中即成。

17. L 型菌落染色液。

美蓝	2.5 g	天青Ⅱ	1.25 g
麦芽糖	10 g	苯甲酸	0.25 g
碳酸钠	0.25 g	蒸馏水	100 mL

溶解后过滤备用，该试剂长期稳定。

18. VP 试剂。

甲液：50 g/L α-萘酚酒精溶液。

乙液：400 g/L 氢氧化钾溶液，0.3%肌酐。

附录四

麦氏(Mcforland)比浊法

细菌悬液的浓度可用麦氏比浊法来测定，方法如下：

1. 分别配制 1%硫酸溶液及 1%氯化钡溶液。

2. 取口径相等质地相同的试管 10 支，如附表 4-1 所示分别将硫酸及氯化钡溶液加入，封固管口，注明号码备用。

附表 4-1　麦氏比浊管的配制

管号	1	2	3	4	5	6	7	8	9	10
1% $BaCl_2$(mL)	0.1	0.2	0.3	0.4	0.5	0.6	0.7	0.8	0.9	1.0
1% H_2SO_4(mL)	9.9	9.8	9.7	9.6	9.5	9.4	9.3	9.2	9.1	9.0
相当菌数(亿/mL)	3	6	9	12	15	18	21	24	27	30

3. 将洗下的细菌原液放入与比浊管相同的试管中并予以一定稀释。与标准比浊管相比较，视其浊度相当于比浊管的第几管，然后将比浊管相当菌数乘以稀释倍数即可得到每毫升中所含细菌的数量。如细菌原液 1∶5 稀释后其浊度与第 3 管相当，则原液每毫升含菌数为 9×5=45(亿)。

附录五

部分实验结果图片

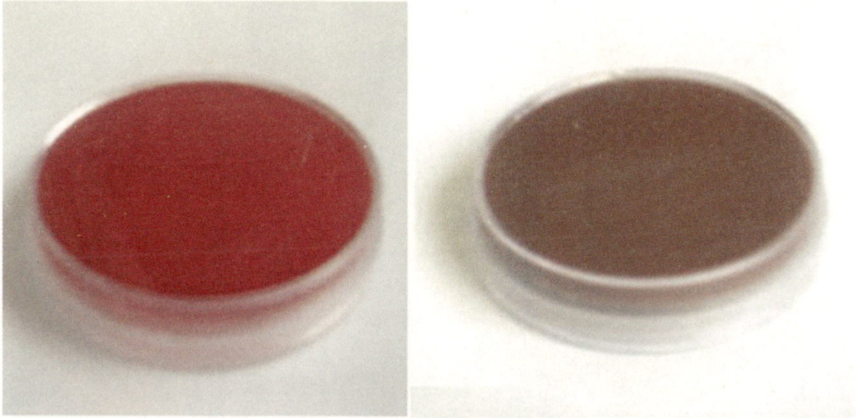

附图 1　血平板和巧克力平板(见正文图 1-1)

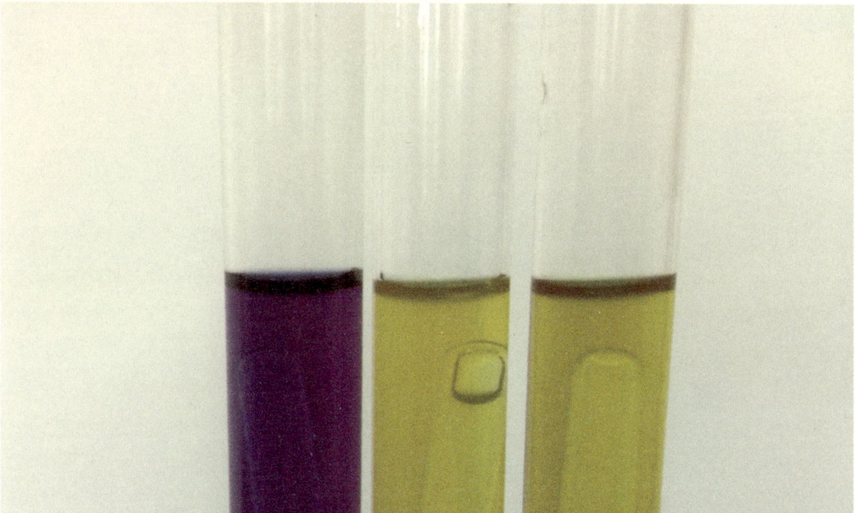

附图 2　糖发酵试验结果(见正文图 1-10)

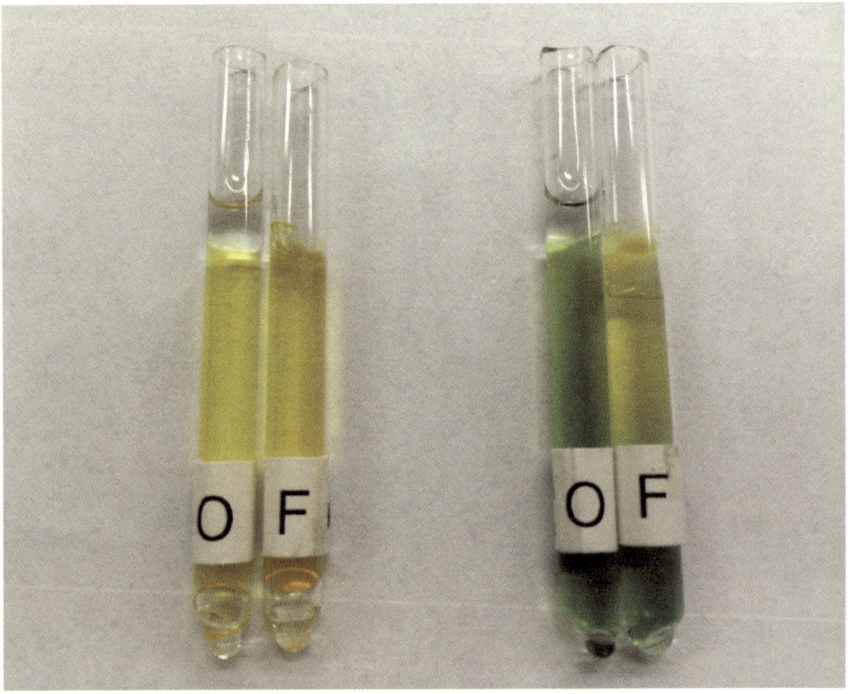

附图 3　氧化-发酵试验结果(见正文图 1-11)

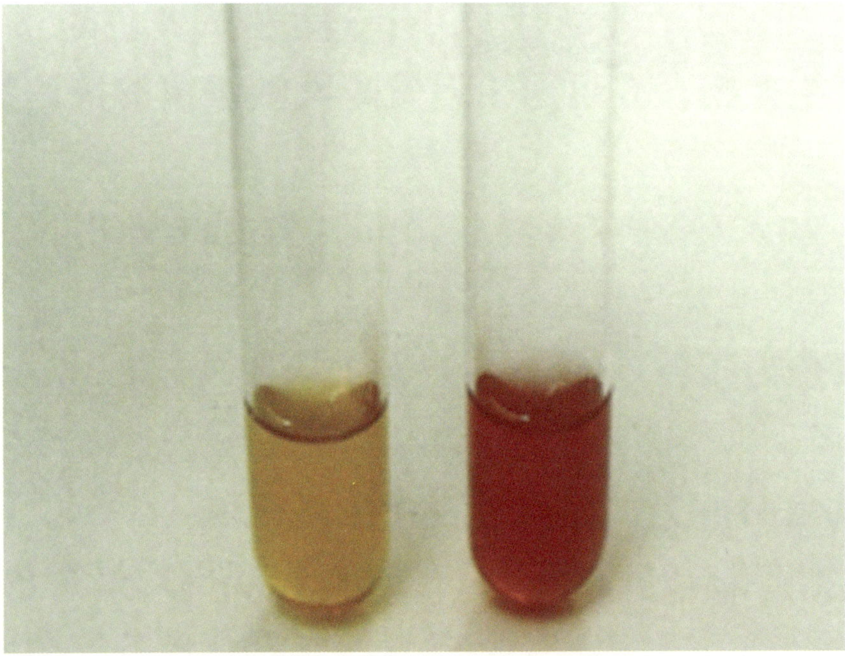

附图 4　甲基红试验结果(见正文图 1-12)

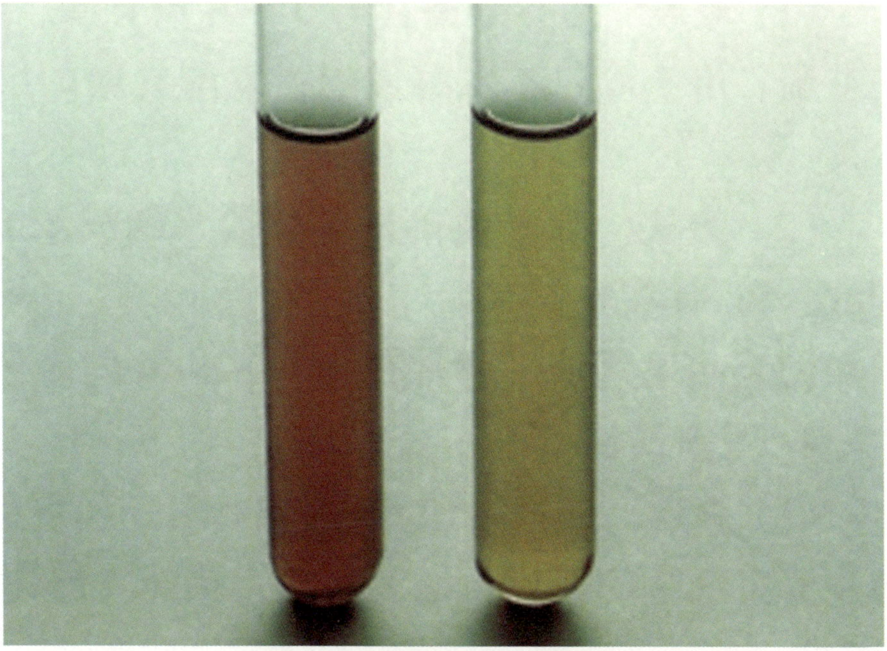

附图 5　V-P 试验结果(见正文图 1-13)

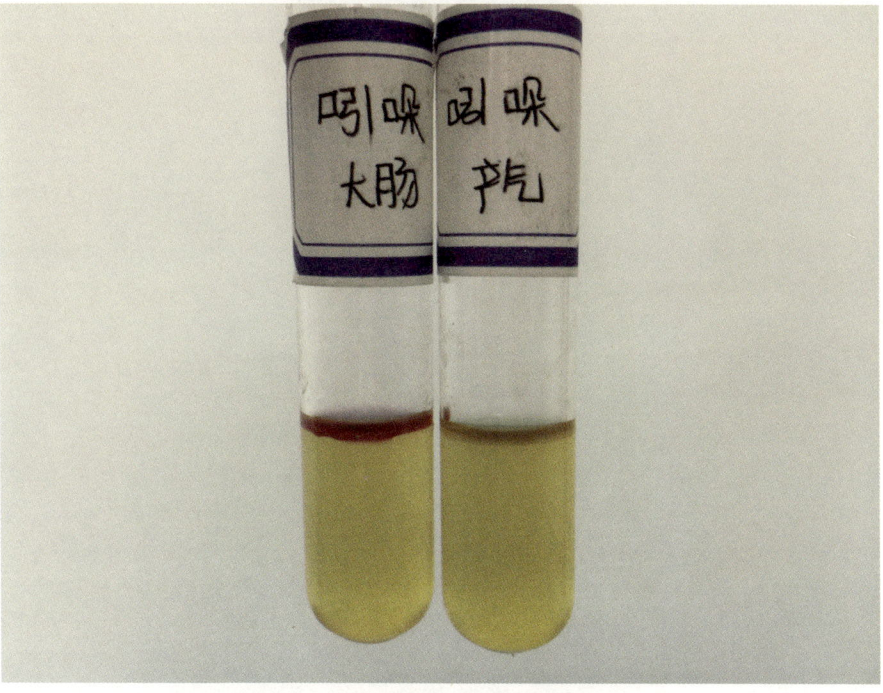

附图 6　吲哚试验结果(见正文图 1-14)

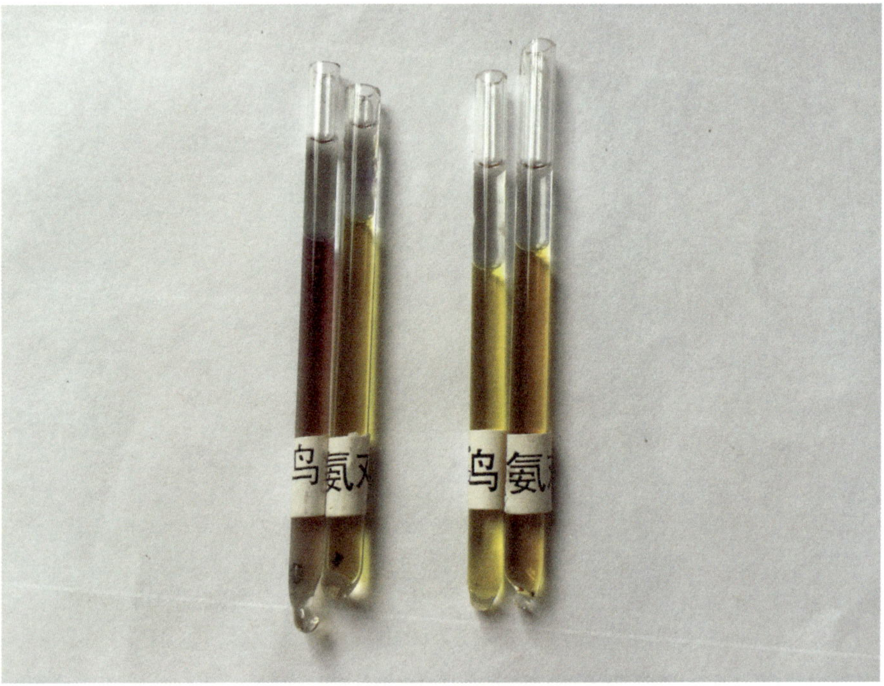

附图 7　氨基酸脱羧酶试验结果(见正文图 1-15)

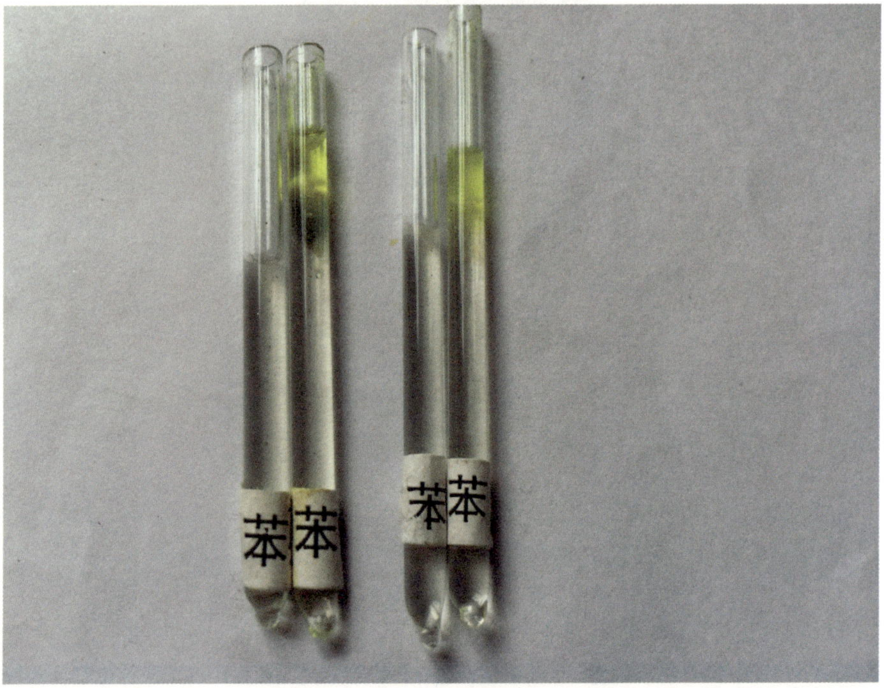

附图 8　苯丙氨酸脱氨酶试验结果(见正文图 1-16)

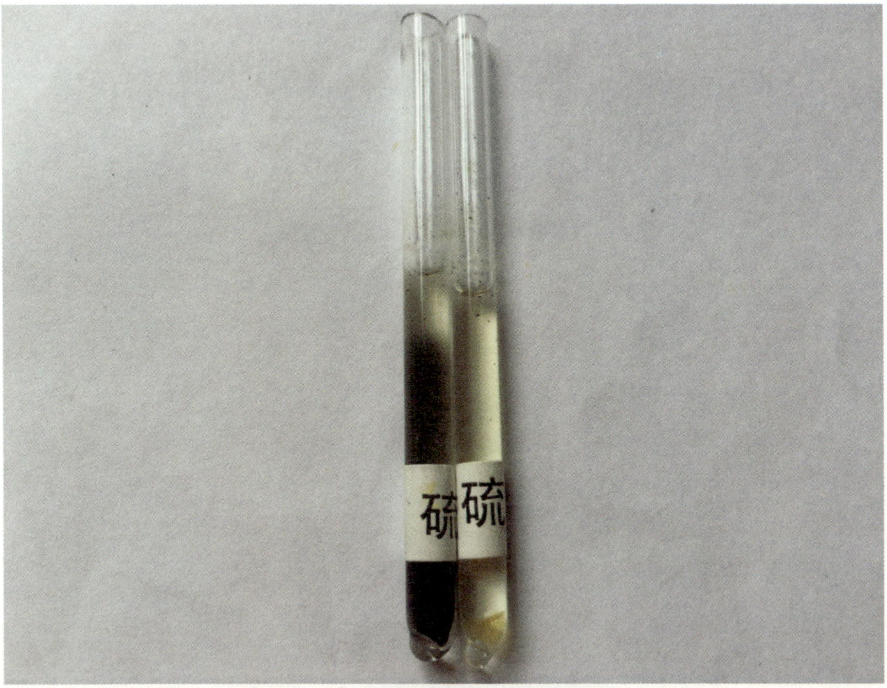

附图 9　硫化氢试验结果(见正文图 1-17)

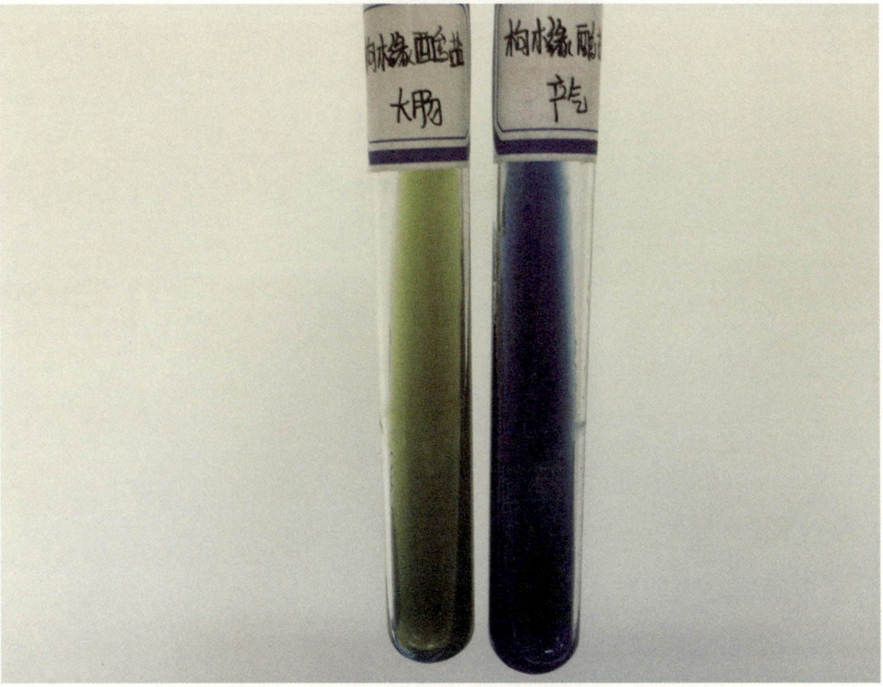

附图 10　枸橼酸盐利用试验结果(见正文图 1-18)

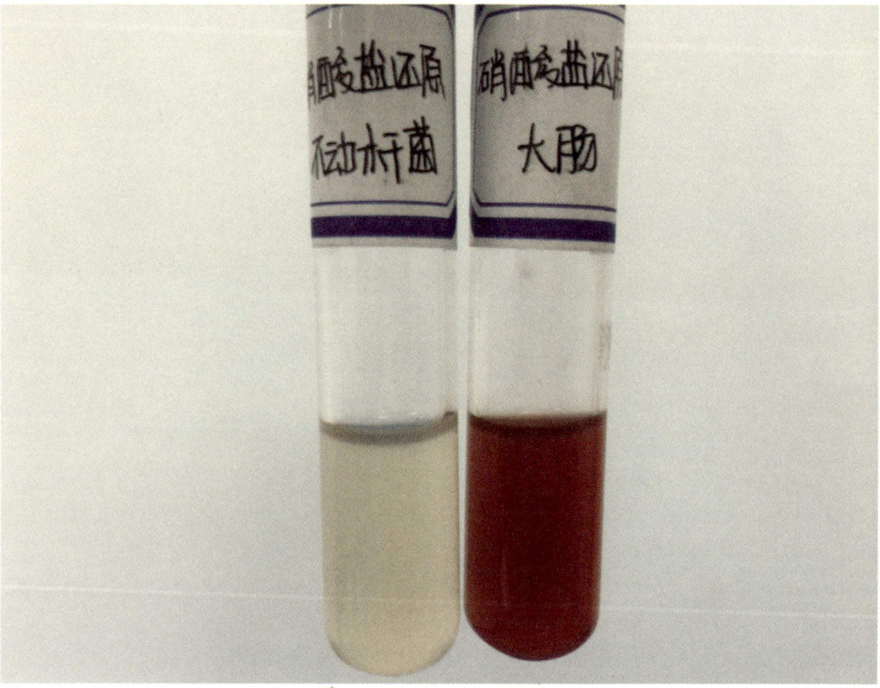

附图 11 硝酸盐还原试验结果(见正文图 1-19)

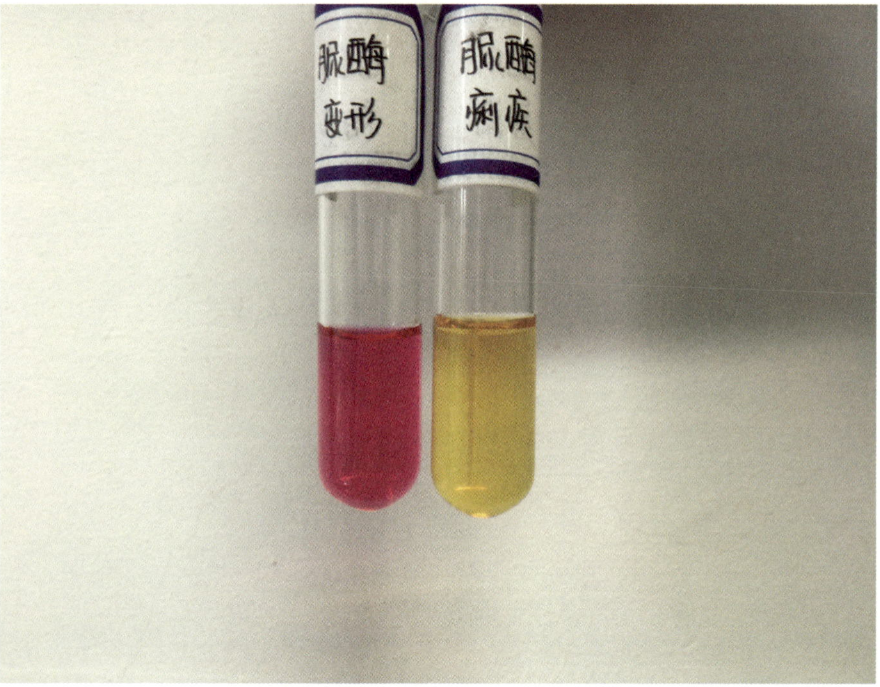

附图 12 尿素酶试验结果(见正文图 1-21)

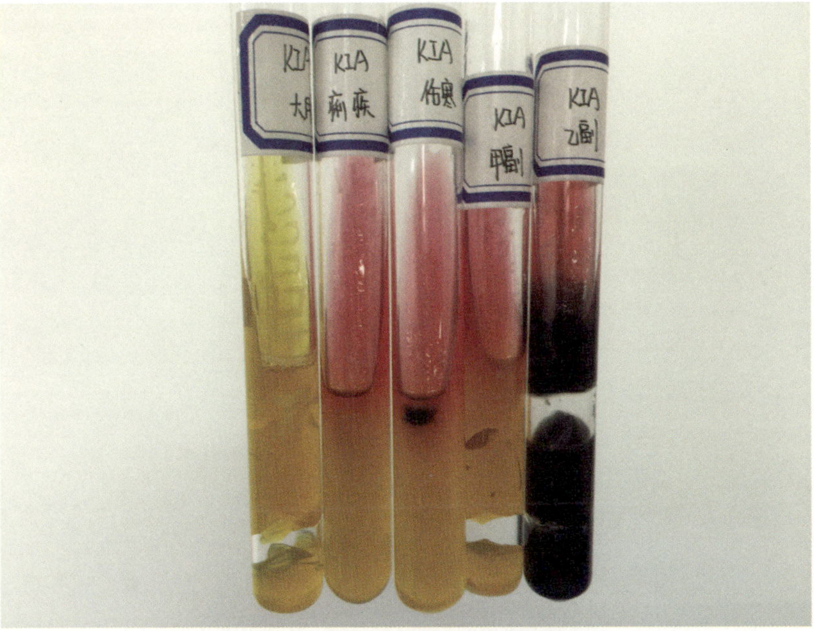

附图 13　KIA 试验结果(见正文图 1-22)

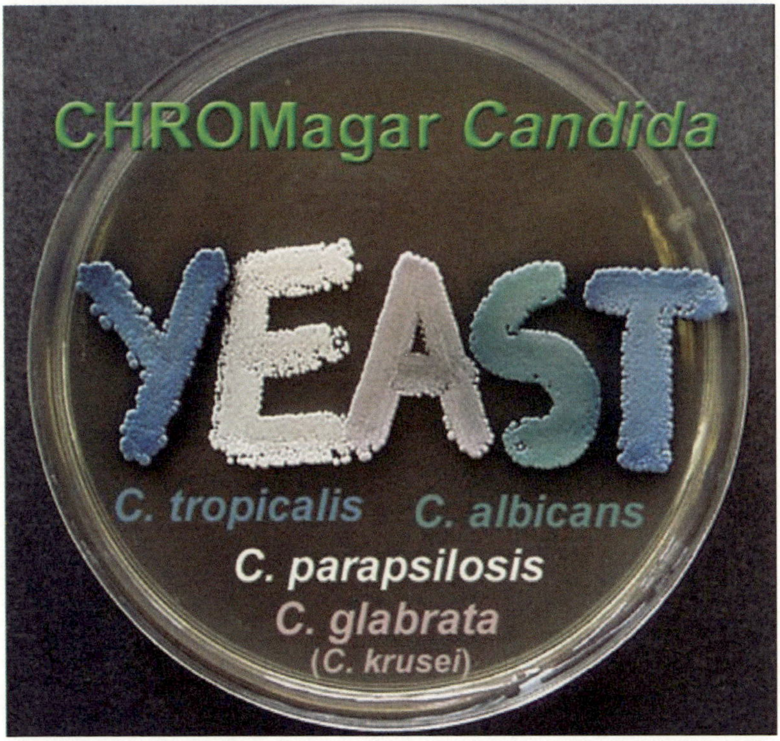

附图 14　不同念珠菌在科玛嘉培养基上的生长状况(见正文图 2-6)